大学ダイエット講義

四国学院大学副学長・
社会学部スポーツ科学研究室教授
漆原 光徳
Urushibara Mitsunori

二見書房

はじめに

　1999年1月、ハードカバーとして出版された『体脂肪を燃やす　大学ダイエット講義』は、この本『無理をしない　がんばらない　それでも確実に痩せる　大学ダイエット講義』の発刊まで、つまり14年間も絶版になることなく継続して刊行され、四国学院大学のみならず、他の複数の大学など教育機関でも教科書採用していただきました。改めて頭の下がる思いです。

　今回の改訂で、初版の内容的ベースになっていた日本肥満学会をはじめとする肥満症に関する研究者の理論や実践、またオーストラリアやアメリカの大学で入手した肥満に関する研究資料に加え、この十数年間の本学での研究成果、また世界の最新肥満研究やデータ等も含め、さらに複数の製薬会社や運動器具メーカー、あるいは数社の食品会社と本学が開発に関わったダイエット関連商品やサプリメントなども内容として含んでいます。

　また、2008年から始まった『特定検診・特定保健指導』にともない、いまや誰でも知っている「メタボ（メタボリックシンドローム）」について、またそれにともなう生活習慣病などについても詳述しています。さらには、最近のさまざまなダイエット法についても批判的に検証しています。

　ところで、初版の『体脂肪を燃やす　大学ダイエット講義』を出すきっかけになったのは、1998年から本学で開講したダイエットをテーマにした正規授業「ダイエット講義」でした。この授業が、1998年5月29日朝日新聞夕刊の記事で、「授業でやせ方教えます」という見出しで報じられ、一夜明けた翌朝30日のスポーツ報知には「単位落とすな、脂肪落とせ！ダイエット授業」として記事になり、この絶妙な見出しのつけ方とも相まって、テレビ各社のモーニングショーで「四国学院大学・ダイエット講義」として次々に取り上げられました。

　こうして、最初は受講生わずか20名とともに、四国のかたすみで、"こっそり、ひっそり"と、なかば"口コミ的"に始まった授業が、はからずも全国的規模で、大々的に脚光を浴びることになってしまったのです。そして、

毎週のように授業の教室、またエクササイズやトレーニングルームに、テレビカメラや新聞・雑誌の取材が入るというバタバタとした日々でありながらも、受講生たちの体重と体脂肪率は、着実に下がりつづけました。

そして迎えた1998年7月中旬の講義最終日。受講学生全員の体重と体脂肪率を計測し、4月の授業開始時と比較したところ、全員がほぼ目標値どおりの「体重・体脂肪率の減少」、すなわちダイエットに成功していたのです。これほどの成果がでるとは、授業担当者である私にとってさえ、正直なところ大変な"驚き"でした。

その後、日本テレビの『特命リサーチ200X』シリーズ、あるいはフジテレビの『あるある大事典』などの番組で、「ダイエット」がテーマのときには本学研究室に連絡があり、出演コメントをしたり関連資料提供をするなど、多くのいわゆる教養系番組に協力をしてきました。最近では、NHKの『あさイチ』（2012年5月）やBSプレミアム『女神ビジュアル』（2012年9月）などでも、本学での実験データにもとづく番組制作に協力・出演し、全国放映されています。

これまで、取材されることや数々の実験等を通じて多くの方々と出会い、ちまたに流布しているさまざまな生のダイエット関連情報をうかがうにつれて、いかに多くの誤ったダイエット法や、インチキなダイエット術、そしてニセのダイエット食品があるかを、改めて思い知らされたのです。このようなダイエット業界のありようは、初版本発刊以降この十数年間においても、残念ながらあまり変わってはいません。

本書は、発刊されてはすぐに消えていく一般のダイエット本のように、『○○だけでヤセられる方法！』とか、『簡単○○ダイエット法！』とか、『一カ月で○○kgもヤセる驚異のダイエット術！』などというような、華々しくケバケバしく、また、ときには馬鹿馬鹿しいダイエット関連本とは、まったく性格も内容も異にするものです。

この本はあくまでも、大学の正規の授業として、私が実際に行なってきた講義スケジュールにもとづき、毎週授業を進めてきた15年間にわたる講義内容をもとに作成されています。また、私が主宰する研究組織及び、薬品会社や食品会社、そしてスポーツ機器メーカーや、体組成計の企業などとの共

同研究の成果を盛り込んでいます。つまり本書は、本学の授業で使われている実際のテキストなのです。

　なかには多少理論的に難しいところもあるかもしれません。しかし、理論を知ることは、ダイエット成功への確信を深める大きな力になり、自分のライフスタイルを、根底より見つめ直すことにつながります。これを私は「頭でヤセる理知的ダイエット法」と呼んでいます。本書を読み進めていただければわかりますが、これが実はダイエット成功の"カギ"ともいえるものなのです。

　しかし、そうはいいながらも、本書は、いわゆる『学術書』の体裁をとるものではありません。大学生向けのテキストつまり教科書ではありますが、学生以外の一般の方々にもできるだけ読みやすく、また理解してもらいやすいように書いたつもりです。

　本書では、『無理をしたり、がまんをしたり、つらいダイエット』を否定します。長つづきしないダイエット法は、一時的な自己満足に終わるだけで、まったく意味がありません。むしろ、そういった科学的・医学的な根拠にもとづかないダイエット法では、逆に体をダイエットしにくくし、すぐにリバウンドを起こしたり、健康的に害をおよぼすこともあるのです。

　とくに、「何度かダイエットに挑戦したけれども失敗した」とか、「やり方がよくわからない」とか、「メタボを何とか改善したい」あるいは「お金ばかりかかってしょうがない」などという方々に、ぜひ読んでいただきたいと思っています。

　これまでにリバウンドを何度か経験し、「もう自分はあきらめている」なんていう方も、実際に四国学院大学の学生たちが実践し、具体的な効果があった理論と方法を、ぜひもう一度だけ挑戦してみてください。

　本書が、あなたの食習慣や運動習慣を変える、ひとつの大きなきっかけになり、生活習慣病予防のためにも一日も早くダイエットに成功されることを強く願います。

2013年　新春

四国学院大学 副学長　スポーツ科学研究室教授　漆原光徳

目次 Contents

はじめに ——— 3

講義 1　オリエンテーション

大学で「ダイエット」の講義？ ——— 12
"体重"を落とすことと、"体脂肪"を落とすことは違う！ ——— 13
ダイエットって意外と簡単なんですよね ——— 14
3ヵ月半・15週で、無理なく確実にヤセるダイエット法 ——— 14
本講義を受講するのに準備するもの ——— 15
今日から始めましょう！ ——— 16
ダイエット日誌をつくろう ——— 19
「記念撮影」と「姿見」で自分の肉体を客観視する ——— 20
ダイエット日誌の記入例 ——— 22
ダイエット日誌（書き込みコピー用） ——— 23

講義 2　自分のカラダを正しく知る

"水を飲むだけで太る"なんて、ありえない！ ——— 24
一見太そうなスポーツ選手は、筋肉太り ——— 25
あなたの標準体重を計算してみよう ——— 26
つぎに、あなたの肥満度とBMIを計算してみよう ——— 28
標準体重だからといって安心できない！ ——— 32
体脂肪計で体脂肪率を計測してみよう ——— 33
> 講義2のまとめ ——— 35

講義 3　肥満原因を科学的に探る

"グルメ"の背後にある"過食"のワナ ——— 36
脂肪はすべて"悪"ではなく、活動のエネルギー ——— 37
両親も太っている！　肥満は遺伝するのか？ ——— 39
朝食抜きは、肥満のはじまり！ ——— 41
体脂肪率って、どうやって計るの？ ——— 43
体脂肪計（体組成計）で、"体脂肪"が測定できるわけ ——— 44
> 講義3のまとめ ——— 47

講義 4　ウォーキング&トレーニングの実際

運動には「有酸素運動」と「無酸素運動」の2種類がある ― 48
ダイエットに有効なのは、有酸素運動（エアロビクス） ― 49
有酸素運動のなかで有効なのは"ウォーキング" ― 50
ウォーキングの目標は"一日一万歩" ― 53
ウォーキングの時間を確保しよう ― 56
トレーニング機器を使ってダイエット ― 57
講義4のまとめ ― 61

講義 5　肥満と食事・ドリンクの因果関係

摂取エネルギーと消費エネルギーのアンバランスが肥満をつくる ― 62
"中年太り"はなぜ起こる ― 64
つらい食事制限は長つづきしない！ ― 66
炭酸ドリンクも立派な"間食" ― 67
水分補給するのなら"ただの水"で充分 ― 72
間食は一日に一回だけにしよう ― 73
食事の正しいとり方とは？ ― 75
講義5のまとめ ― 77

講義 6　肥満とメタボリックシンドローム

肥満が原因の恐ろしい生活習慣病 ― 78
一度増えた白色脂肪細胞は、二度と減らない！ ― 80
血液中に存在する脂肪のはたらきとは？ ― 82
内臓にベッタリと脂肪がこびりついた"内臓脂肪型肥満" ― 83
メタボリックシンドロームとは何か？ ― 85
標準体重でも安心できない"かくれ肥満"の危険性 ― 86
講義6のまとめ ― 89

講義 7　体脂肪を燃焼させるエクササイズ

運動開始20分後から脂肪が燃える？ ― 90

ダイエットに有効なウォーキングの方法は？	91
ダイエットに効果的な自分の"運動強度"を計算する	92
運動はできるだけ毎日やらないと効果は薄い	94
ジョギングの教祖が、ジョギング中に突然死！	96
そしていまやマラソンブーム！	98
運動前にはかならず体を温めよう（ウォーミングアップ）	99
ウォーキングの前には静的ストレッチングが有効	100
講義7のまとめ	109

講義 8　筋肉で体脂肪は燃える

筋肉とは何かを知ろう	110
全身の"赤筋線維"を使って"体脂肪"を燃やそう	111
ダンベル・エクササイズで、脂肪燃焼をアップさせよう	113
中年太りは、筋肉の低下が大きな原因	120
タンパク質を摂取していますか？	121
講義8のまとめ	123

講義 9　ダイエット日誌をチェックする

これまでの自分の体重・体脂肪率の推移をグラフに書きこもう	124
8週間で10kg以上のダイエットは、落としすぎ！	126
"停滞期"を乗り越えたときから本当のダイエットが始まる	128
リバウンドは"停滞期"を乗り越えられないところから起こる	129
男と女の体脂肪率の違いをよく知っておこう	131
女性が体脂肪を落としすぎると『無月経症』になる	133
体脂肪を落とせない女子スポーツ選手のジレンマ	135
講義9のまとめ	137

講義 10　これまでの自分のダイエットを検証する

肥満をひき起こす5つの因子とは？	140
就寝前3時間の食事は控えよう！	142

肥満がひき起こすもっとも恐い病気『糖尿病』	143
運動不足は脂肪備蓄の絶好の状態をつくりだす	145
ダイエット日誌から食習慣を考える	146
講義の半分を"個別指導"にあてた授業内容	148
自分のダイエットに対する"自己評価"の重要性	150
講義10のまとめ	153

講義 11　現在の食事状況を検証する

改めて現在の食習慣をチェックしてみよう	154
食事制限よりも、運動実践がダイエットの王道	157
一日の摂取カロリーを計算してみよう	158
摂取カロリーを必要以上落とすダイエットは厳禁！	160
肥満者の食事傾向に隠された意外な落とし穴	162
運動後に襲う"空腹感"への対処法	165
ダイエットの敵！　高カロリーなアルコール	167
講義11のまとめ	169

講義 12　まちがいだらけのダイエット法を検証する

ちまたに流布する怪しいダイエット法	170
急激なダイエット法に隠された大きな"ワナ"	171
必要栄養素がまったくとれない"単品ダイエット"	174
科学的には不可能な"部分ヤセ"ダイエット	175
まやかしのブームで終わった"ヤセる石鹸"や"ローション"	178
危険な結果をともなう"脂肪吸引手術"	179
"ヤセ薬"のウラに隠されたホントの実態！	180
激しい運動は、逆に死亡率を高める	182
講義12のまとめ	183

講義 13　トップアスリートの肉体改造論

お相撲さんの"ちゃんこ鍋"は、計算された料理	184

ただのデブではない！ 意外に少ないお相撲さんの体脂肪 —— 186
ダイエットの反面教師としての力士の生活習慣 —— 188
スポーツ・ライフ・マネジメントという考え方 —— 190
プロ野球選手の肉体改造術に学ぶ —— 192
『自意識』をもった積極的ダイエット —— 193
講義13のまとめ ▶ —— 195

講義 14　実験を行なったさまざまなダイエット法

冷却シートで本当にヤセるの？ —— 196
企業との共同研究へ —— 198
冷却シートの実験からわかったこと —— 199
二の腕のダイエット？ —— 200
二の腕の部分ヤセは可能？ —— 203
サプリメントを有効に使う —— 204
講義14のまとめ ▶ —— 209

講義 15　最終講義　ダイエットに関するQ&A

- **Q** バストのサイズだけは落とさない方法は？ —— 210
- **Q** 赤ワインはダイエットに適しているのでしょうか？ —— 211
- **Q** 本当にタバコはダイエットに効果的なんですか？ —— 212
- **Q** "トマト"がダイエットに効くっていうのは本当？ —— 213
- **Q** 腹筋運動とダンベル運動はダイエットには有効？ —— 215
- **Q** アミノ酸はダイエットに効果があるんでしょうか？ —— 216
- **Q** 皮下脂肪型の肥満の人はダイエットしなくてもいい？ —— 218
- **Q** 仕事柄外食が多く、つい食べすぎてしまいますが？ —— 219
- **Q** BMIが19.0でも、自分ではまだ太っている気がしますが？ —— 220
- **Q** "カロリーゼロ"のコーラだったらOKですよね？ —— 221
- **Q** この先リバウンドを起こさずに現状を維持するには？ —— 222

　　主要引用・参考文献 —— 223

無理をしない がんばらない
それでも確実に痩せる

大学ダイエット講義

講義 1 オリエンテーション

■ 大学で「ダイエット」の講義？

　四国学院大学で、『ダイエット講義』という科目名の授業が、当時の教養部一般教育科目の前期・選択必修科目として設定されたのは1998年4月のことでした。初年度の受講学生は、女子15名と男子5名の総勢20名。履修条件は、『体脂肪率が男子で20％以上、女子で25％以上の軽度肥満者以上を対象とする』という、厳しい"履修制限"を設けたものでした。

　履修希望の学生たちは、大学内の保健館か、スポーツ科学測定室にある当時はまだ珍しかった『体脂肪計』で、自分の体脂肪率を測り、履修規準に該当した学生が一喜一憂しながら履修届を提出してきたのでした。

　それゆえ開講当初、「受講生は、みんな太めの学生だろう」と思っていたのですが、第1回めの授業に来た学生たちの多くは、見た目にはさほど太くないのに体脂肪率の高い、いわゆる『かくれ肥満』の学生たちでした。もちろん、なかには体脂肪率が40％超なんていう巨漢や巨嬢もいましたが……。

　そして、「ヤセたい！」「スリムになりたい！」「もうデブなんて呼ばれたくない！」「いじめられたくない！」「私をふった男の子を見返してやる！」（すべて学生のコメント）というような、切実で真面目な思いを抱き、半期（当時は約3ヵ月）のダイエット講義に取り組みました。

　約3ヵ月後の前期授業終了時、その結果に私自身大いに驚かされました。それは、受講生全員のダイエット成功でした。

　ちなみに、この大学ダイエット講義ですが、現在でも共通教育科目として、全学部学生が受講できる授業として開講されています。開講3年めの2001年には、「体脂肪率制限をはずして！」という声が多数寄せられたため、一般教育の自由選択科目に置いたところ、受講学生が100名を越えるほどの大クラスとなってしまい、現在でも毎年150～200名が受講する人気科目の一つになっています。

■ "体重"を落とすことと、"体脂肪"を落とすことは違う！

　開講当時、学生たちの多くは、ダイエットとは単に"体重"を減らすことだと信じていました。しかし、体重には筋肉や骨、脂肪がすべて含まれます。落とさなければいけないのは、そのなかで、深刻な病気の原因にもなる"体脂肪"なのです。

　今日から、この授業『大学ダイエット講義』を受講する決心をしたあなたは、**"体重"を減らすことと"体脂肪"を減らすことでは、天と地ほどの大きな違いがある！**　ということを、まず理解してください。

　この授業の特徴をあげるならば、それは『積極的に体脂肪を燃やすダイエット』ということです。"脂肪燃焼"という言葉や考え方は、この10年間で一般的な理論であり方法ともなりました。この"体脂肪燃焼ダイエット"を当講義は、15年以上前から提唱し、教育実践を続けてきました。しかもそれは、単に体重を落とすのではなく、体脂肪を燃やし体力アップも同時に求め、根本的な"肉体改造"を図った末にダイエットを達成するという欲張りなものです。

　本講義は大学の正規授業ですから、奇をてらった方法や、また「○○だけダイエット」のような、**単純化し我慢や無理を強いるような、無駄なダイエット法は用いません**。医学、栄養学、スポーツ科学といった学問にもとづいた、基本に忠実で、ある意味ごくあたりまえでありながら、しかし確実かつ安全なダイエット法の実践を行なっていきます。そのため、学んでいただくことはたくさんあり、1講義90分で15回分にもなります。それは、人間の体がとても複雑で精密にできているからです。

　受講生たちには、15週間にわたる本講義をとおして、「なぜ太るのか」という肥満のメカニズム、そして「どうすればヤセられるのか」という科学的理論、また「巷のダイエット法は何がまちがっているのか」、「サプリメントやアミノ酸は、どのように摂取すればよいのか」などの幅広い知識を身につけてもらいます。この授業で学習したことをもとに実践していけば、その先にはかならず、受講生たちの体重・体脂肪率の低下があることを、私はこの15年間にわたる本講義の担当者として確信しています。学んでもらうのは、

「頭でヤセる理知的ダイエット法」です。

■ダイエットって意外と簡単なんですよね

　本講義の受講生たちは、これまで新聞、ラジオ、テレビ等のメディアから、多くの取材を受けてきました。とりわけ、半期の授業を受講し、体重・体脂肪の減少に成功した学生たちは、さまざまな喜びのコメントをテレビカメラに向かって話してくれました。

　その受講生たちのほとんどに共通していた感想は、「ダイエットって、やってみると意外と簡単なんですよね」というものでした。夕方のニュース番組や教養系番組などでも放送されたものですから、当時は大変な騒ぎになりました。本書籍『大学ダイエット講義』（1999年初版）以降は落ち着きましたが、私も大学当局も、当初は外部からの問い合わせに翻弄されました。これも見方を変えれば、15年前には科学的根拠にもとづき"体脂肪を燃焼させる"ダイエット法があまり知られておらず、ほとんど一般化されていなかったという状況があったからではないかと思います。

■3ヵ月半・15週で、無理なく確実にヤセるダイエット法

　四国学院大学における「ダイエット研究」、学術的な言い方をすると「体重管理に関する研究」は、1992年から始まりました。当時、私は地元香川県善通寺市の保健課、あるいは老人クラブ連合会や女性カレッジの講演会、また教育委員会の主催するスポーツ指導者講習会などで、ダイエットの理論や健康とスポーツ・運動とのかかわりなどについて、たびたび講演をしてきました。

　そして世代性別を問わず、まさに老若男女、私の申しあげたダイエット実践法、あるいは健康実践法を継続して行ない、真面目に取り組んでいらっしゃる方々から、多くの成功報告が続々と寄せられてきたのです。

実は「ダイエット」といっても、特別変わったことをする必要は何もありません。特殊なダイエット食品や薬品を利用すること、あるいは極端な食事制限やカロリー制限、また特別な器具や道具などは使わなくても、人間の体の仕組みと働きを理解したうえで、自然に無理なく、理知的なダイエット法に取り組めば、15週あればかならず成果が現われてきます。

　むしろ、物理的、あるいは心理的に無理なダイエットをした場合には、その状態が長つづきしませんから、その後にリバウンドが起こり、前以上に太ってしまうというケースも少なくありません。ですから、「少しずつ時間をかけてヤセ、それを持続させる」。これが本当に大切なことだと考えます。

本講義を受講するのに準備するもの

　本講義は、本日の講義1・オリエンテーションに始まり、講義15で終わります。順調に毎週の"講義"を理解し、途中で与えられる課題などをクリアしていけば、15週間でこの授業は修了することになります。

　毎週の講義のなかで、追って説明していきますが、読者のみなさんにかならずやっていただきたいことは、『ダイエット日誌』の作成です。23ページに『ダイエット日誌』のひな型がありますので、そのコピーをとり、3ヵ月間半・105日分の『ダイエット日誌』をつくってください。この日誌は、さほど面倒なものではありません。よくあるダイエット本やカロリー本のように、「何時に、どこで、誰と食事をして、メニューはこれで、カロリーが何キロカロリーで……」などという細かいことは書きません。「もう、それだけでイヤになっちゃう！」という人、けっこう多いと思うのです。

　これまでの本学の調査でも、「そんな面倒くさいこと、やってられない！」という学生の意見が多数を占めました。そして、残念ながら、そういう学生にかぎって"肥満傾向"が高いのです。もっとも、毎日、毎食をそんなに細かく記録できるような几帳面さを持ち合わせていたら、"肥満"になることもないのかもしれません。

　ダイエット日誌に書きこむ項目として、かならずしなければいけないこと

は、①1日の歩数と②体重、そして③体脂肪率の記入です。これらの数値を知るために、まず『歩数計（万歩計）』を入手しましょう。これは単に歩数がわかるだけのものではなく、自分の体重や歩幅をインプット（入力）することにより、消費カロリーが提示されるものを用意してください。最近では、携帯電話やスマートフォンにもその機能がついていたり、アプリケーションがダウンロードできたりしますので、歩数計として使えるように準備しましょう。

　それから、『体脂肪計』か『体組成計』も準備してください。本学の授業で、測定室に設置しているのはタニタ社製の「体組成計」（TANITA MC-190）ですが、これは業務用の大型機器ですから、家庭用のものを用意しましょう。ちなみに私が自宅で使用しているのは、体の各部位の筋肉と脂肪が一目でわかる部位スキャン機能搭載の体組成計（TANITA BC-621）です（詳細は講義2）。この体重と体脂肪率の毎日の測定が、本講義では必要不可欠で、実はこれが、ダイエット成功のひとつのカギでもあるのです。体脂肪計は、ぜひ、この機会に入手してください。自分で買うのはちょっと厳しいという方は、大学の保健管理センターや市や町の保健センターなど、体脂肪計（体組成計）で自ら計測できる場所を確認しておいてください。

　それから、歩きやすい『スポーツシューズ』か『ウォーキングシューズ』を用意しましょう。最近のものは、ソール（靴底）部分にさまざまな工夫が凝らされていますから、予算に合わせて、自分の足に合ったシューズを選んだらよいと思います（詳細は講義3）。スポーツ店や靴屋さんにいるシューフィッターという靴の専門家に相談するのもおすすめです。

■今日から始めましょう！

　さあ、準備はできましたか？　では、本書をじっくり読みはじめてください。ひとつの講義が1週間分の理論と実践を含んだ内容となっています。もちろん講義1〜15まで一気に読み通していただいてけっこうです。しかし、それで「ダイエットはすべて理解した！」なんて思わないでください。ダイ

オリエンテーション 講義1

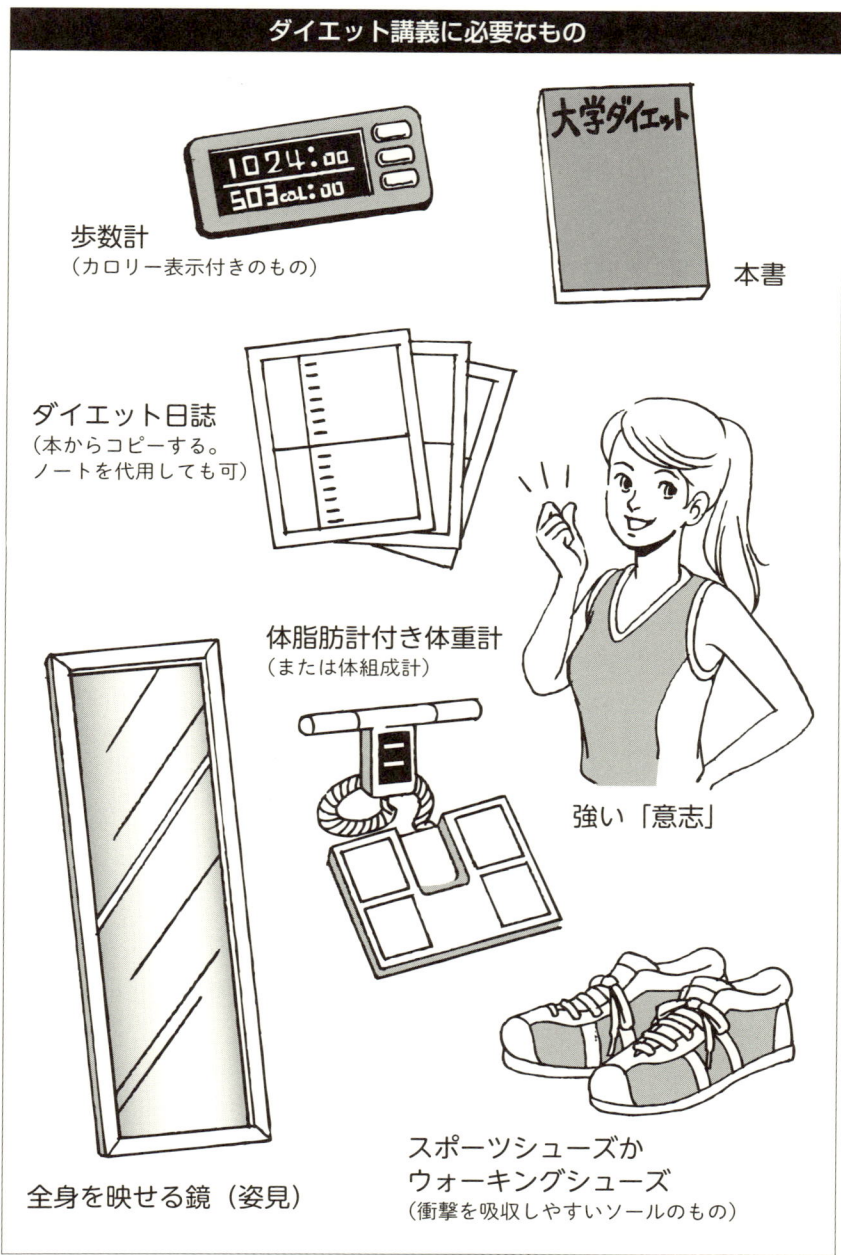

エットに必要なのは、「理解したうえで実践する」ことなんです。頭で理解することはとても大切ですが、わかっただけではヤセられません。

ですから、毎週かならずその週の講義の内容を読み返し、理解して、それらを順番に実行してください。

本書では、ダイエットのための運動をどのように行なうか、また、それはどうすれば効果的か、なぜ行なう必要があるのかを、段階を追って学んでいくようになっています。とにかく大切なことは、その週の課題はかならず実行していくことです。

さあ、では今日からさっそく始めましょう！「明日から……」ではダメです。今日できなかったことが、明日になってできる保証はありません。「明日やればいいや〜」という甘い考えは、いますぐこの場で捨てましょう。

これまでダイエットをする意志があったのに、できなかったという人の多くは、「明日から……」という考え方で失敗してきたはずです。それは、あなただけのことではなく、多くの肥満者に共通して見られる傾向です。

ですから真剣にダイエットに取り組みたいあなたは、今日から、ダイエット日誌の1日めを記録しはじめる必要があります。それが、まずあなたが踏み出す第一歩です。

前述したように本書は、大学の授業とおなじように1週間に1回の授業を想定し、15回分の講義で構成されていますから、半期（約3ヵ月半）で修了することになります。

この各講義の内容を理解しながら、きちんと日誌をつけ、毎回のテーマを実践していけば、3カ月半後にあなたは"肥満"のメカニズムをしっかりと理解し、なぜ自分が太っていたのか？　今後、どうすれば太らないのか？をかならず習得できるはずです。そしていつの間にか、体重と体脂肪が落ちてきているはずです。

さあ、強い意志をもって、今日から『理知的ダイエット』を始めましょう。

オリエンテーション 講義1

■ ダイエット日誌をつくろう

　今日からあなたは、ダイエット日誌に毎日のさまざまなデータを記入しなければいけません。

　本講義の章末23ページに、ダイエット日誌のひな型がありますので、あらかじめ105日分（3ヵ月半分）のコピーをとっておいてください。最初に全部をコピーするのではなく、毎週、コピーをしてページを増やしていくやり方でも構いません。自分のやりやすい方法でいいですから、まずは最低1週間分のダイエット日誌を用意しましょう。

　記入するのは、(1) 朝・昼・晩の食事　(2) 間食　(3) 歩数計の数値　(4) 体重・体脂肪計の数値　(5) 今日のコメント、以上5項目です。

　22ページに、受講生のKさん（文学部2年・女性）とM君（社会学部1年・男性）のダイエット日誌記入例がそれぞれありますので、ご覧になってください。

　まずは、(1) 朝・昼・晩の食事を簡単でいいですから記入します。

　Kさんは、毎回の食事メニューや食べた場所まで記録していますが、M君の場合は"食べた"か"食べない"くらいしか記入していません。面倒くさがり屋の人は、このM君のような書き方でもかまいません。自分の書きやすい、継続しやすい書き方で記入しましょう。

　つぎに、(2) 間食ですが、何を食べたか、あるいは何を飲んだのかも書きこんでください。間食に関しては、内容、つまり食べたものを具体的に書いてください。間食は、お菓子やケーキだけだと思っている人がいますが、食事と食事のあいだに食べたおにぎり1個でも、あるいはドリンク類も立派な間食です。

　とくに炭酸飲料や甘味系の飲料が好きな人は、これでかなりのカロリーを摂取していますから、忘れずにすべての間食の種類を記入しましょう。

　本講義では、現段階ではカロリー記入は求めません。現時点では、3回の食事を食べたのか、あるいは食べなかったのかについて、種類や量は書けるときだけでけっこうですから、就寝前に今日一日を思い出して記録する習慣をつけましょう。

また、(3) 歩数計の数値は忘れずにチェックし、何歩歩いたのか、何カロリー歩いて消費したのかもかならず記入してください。

(4) 体脂肪計（体組成計）で計測した、体重・体脂肪率の数値も同様です。毎日かならず、決まった時間に計測をする習慣をつけましょう。

(5) 今日のコメントは、今日一日の食事、間食、歩数を含めての運動状況についての反省です。短いコメントでもいいですから、これも毎日、欠かさず記入するようにしましょう。

　以上、(1)～(5) の項目すべてを、ダイエット日誌にいかにきちんと、忘れず、サボらず記入することができるか。ここに、あなたのダイエット成功のカギがあります。この日誌を少なくとも2週間記入すれば、あなたは自分の食事、および運動習慣を知ることになるでしょう。そうすれば、自分の肥満原因がなんとなく見えてくるはずです。

■「記念撮影」と「姿見」で自分の肉体を客観視する

　ダイエットを決意した今日を記念して、記念撮影をしておきましょう。できるだけ自分のボディラインがわかる姿で、現在の自分の全身と上半身の写真を、それぞれ撮っておくとよいと思います。プリントアウトしなくてもいいですから、デジタルデータとして撮っておきましょう。できたら、2～3週間に一度撮影して、保存しておくといいですね。

　これは、あとで自分がどれくらいヤセたかを見くらべるうえで、とてもよい参考になりますし、励みにもなると思います。太っているときのその姿は、その後、リバウンドに陥らないための、ひとつの重要な動機づけになるかもしれません。

　さらに、全身が映る鏡（姿見）を身近に置き、つねに自分の肉体を客観的に観察することを習慣化していきましょう。

「ダイエット日誌」の記入といい、「記念撮影」といい、「鏡で観察すること」といい、それらすべてのことは、あなたが今日から"自分の肉体"というものを第三者的に客観視するための最大の協力者です。それらは、これか

らあなたがダイエットを行なっていく過程のなかで、あるときには厳しく、またあるときには優しく励ましてくれるに違いありません。自分の姿から目をそらしてはいけません。現在のあなたの体型を直視し、しっかりと自己認識しましょう。

　ダイエットの大切なポイントは、まずあなたが、『**あなた自身を知ること**』であり、それを『**冷静に自己管理していくこと**』にほかならないのです。

ダイエット日誌の記入例

▼Kさん　文学部2年生・女性　の日誌

Date 4/22 (水)	歩数計	8,552	歩		245	kcal
	体重	58.3	kg	体脂肪率	29.5	%

朝食
トースト、ハムエッグ、
牛乳（自宅）

昼食
さぬきうどん、トマトサラダ、
ヨーグルト（大学生協食堂）

夕食
カツカレーライス、サラダ、
野菜スープ（バイト先）

間食
いちごのショートケーキ、
ミルクティー（コーヒーショップ）

●コメント

バイト前に行ったコーヒーショップで、イチゴのショートケーキを食べてしまった(>_<)
しかもバイトのまかないご飯が、カツカレー(^_^;)
高カロリー過ぎ！！
ヤバイ！！　明日はいっぱい歩こう(^o^)

▼Mくん　社会学部1年生・男子　の日誌

Date 4/22 (水)	歩数計	12,353	歩		424	kcal
	体重	77.5	kg	体脂肪率	26.3	%

朝食
×　寝坊のため食えず…

昼食
◎　食い過ぎた！！（学食）

夕食
○　部活の飲み会（居酒屋）

間食
◎　コーラ

●コメント

朝メシは、寝坊で食えず。
その分、学食でカツ丼大盛り"食い過ぎ"反省…
でも、飲み会の行き帰りで1万歩以上歩いた！
明日は、ジムでトレーニングするぞ！！
コーラは、やめよう…

Date / ( )	歩数計	歩		kcal
	体重	kg	体脂肪率	%
朝食			●コメント	
昼食				
夕食				
間食				

Date / ( )	歩数計	歩		kcal
	体重	kg	体脂肪率	%
朝食			●コメント	
昼食				
夕食				
間食				

http://www.futami.co.jp/book.php?isbn=9784576130477より「ダイエット日誌」のPDFをダウンロードできます

講義 2 自分のカラダを正しく知る

■ "水を飲むだけで太る"なんて、ありえない！

　人間の体は、さまざまな物質で構成されています。タンパク質、脂肪、糖質、ミネラル、そして水。では、このなかでいちばん多い成分は何だと思いますか？

　実は、"水"なんです。私たちの体は、全体重の割合からみると50～65％が水分で占められています。体の半分以上が水なんて、あまり実感はないかもしれません。ちなみに、子どもは約70％、赤ちゃんは約75％もが水分です。ですから、乳幼児の肌はみずみずしくてハリがあるんです。いっぽう、高齢者になると体内の水分量は少なくなり、50％ほどにも減ってしまいます。そのため、皮膚に弾力やツヤがなくなり、しわができたりします。植物とおなじように、人間も加齢とともに枯れてくるのですね。とりわけ男性よりも、女性の水分減少が顕著だといわれています。ですから暑い夏、高齢女性は水分不足による熱中症に要注意です。

　さて、では体のなかで、水分のつぎに多い成分は何でしょうか？

　これが、みなさんいちばん気にしている"脂肪"なんです。脂肪は、普通の正常な状態では、男性で体重の15％～19％、女性で20～25％が一般

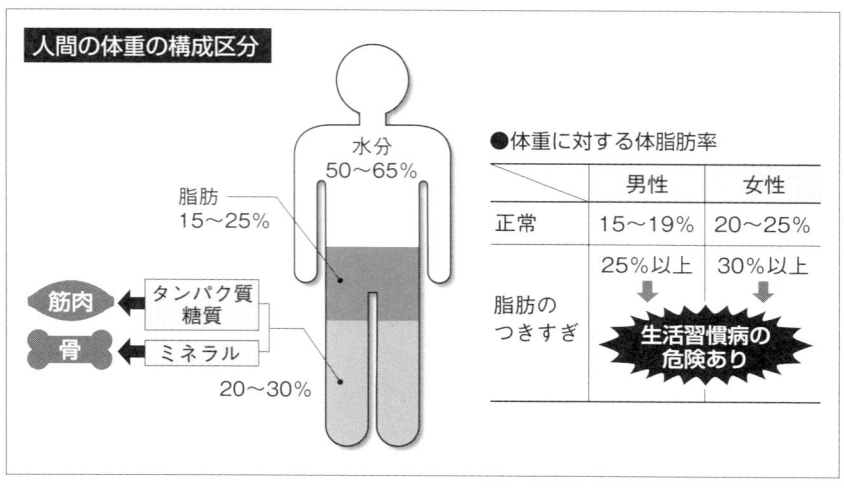

的な範囲です。これが正常範囲を超えて、つまり太ってしまって、その体重に占める割合が男性で25％以上、女性で30％以上の場合を「肥満」と判断します。

　このように私たちの体は、これら"水"と"脂肪"で、全体重の70〜80％を構成していることになります。ですから、タンパク質や糖質、ミネラルなどの物質は、"水"と"脂肪"の残り部分の20〜30％を構成しているということになります。ちなみに、おもにタンパク質や糖質は筋肉に、そしてミネラルは骨に含まれています。

　ところで、「ボクは"水太り"で、いつもお腹がタプタプしていて……」なんていう学生がときどきいますが、この"水太り"というのは、本当にあるのでしょうか？　まれに体内の水分量が正常範囲の50〜65％を超え、それにともなって体重が増加する場合があります。しかし、これは「肥満」ではなく「浮腫」いわゆる"むくみ"と呼ばれるものです。

　でも普通は、余分に摂取した水分は、尿になって排泄されてしまいますから、心臓や腎臓などの特別の病気にかかっていないかぎり、そのようなことはありえません。ですから、それはやっぱり"水"ではなく、"脂肪"で太っているっていうことなんですね。

　また、中年女性の受講者の方々から「私は水を飲んでも太る体質なんです」なんていう話をよくうかがいます。これは本当なんでしょうか？

　実は、これも科学的にはちょっと考えにくいことです。上述の「浮腫」でもないかぎり、水を飲むだけで太ってしまうということはありません。やはり太る原因は、ほかにかならずあると私は考えます。これは、のちの講義で検証していくことにしましょう。

一見太そうなスポーツ選手は、筋肉太り

　ところで、「スポーツ科学」の領域では、体組成を"脂肪"と"除脂肪"のふたつに分けて考えるのが一般的です。

　"除脂肪"というのは脂肪以外の体組織のことで、筋肉や骨などがこれにあ

たります。身体運動やスポーツに、とても重要な身体組成が含まれています。

ですから除脂肪量が多く、脂肪量が少ない人ほど、筋力や持久力が高く、運動能力が一般的に優れているといえます。スポーツマンが、逆三角形の体型をしているのは、脂肪、とくにお腹まわりの脂肪量が少なく、上半身の筋肉が発達しているためなんですね。

ちなみにプロスポーツ選手のように、脂肪量ではなく、筋肉量が増加して体重が増えた場合、いくら体重が多くても、そして、見た目に太っていても「肥満」とはいいません。プロ野球やゴルフの選手たちの多くは一見して太めに見えますが、彼らは「肥満」ではなく、「筋肉質」の体型であるため、あのような体つきになっているんです。

太った運動選手の代表は、お相撲さんたちですが、あんなに大きな体をしているのに、彼らの体脂肪率は意外に少なく、とくに幕内の上位力士たちの体脂肪率は、驚くほど低いといわれているんです。この点については講義13で詳しく述べることにしましょう。

力士の体型ほどではないにしても、運動能力が高くて、それでいて太めの人を「あの人は、固太りだからいいねぇ」などといいますが、この"固太り"とは何なのでしょうか？

実は、これは東洋（漢方）医学で使う用語で、西洋医学的にいいかえれば「筋肉質」の体型ということになります。つまり固太りというのは、除脂肪量が多くて体重が重い人を指しているわけで、脂肪量が多くて体重が重い＝（イコール）肥満の人とは明確に区別をする必要があります。ときどき、運動嫌いでゲーム・オタクの男子学生が、「ボク、固太りで悩んでいるんですよぉ……」なんて私の研究室に相談に来ますが、君のソレは"太っていて、カラダが固い"のですから、"固太りではなく、ただの肥満"です。残念……。

さあ、あなたはどちらのタイプでしょうか？

■ あなたの標準体重を計算してみよう

プロスポーツ選手のような、特別な身体組成の人は別として、一般には体

重と身長の比率が体脂肪量にも関連すると考えられます。つまり、筋肉質で固太りの人は別として、背の高い人は体重が重く、小柄な人はそれなりに軽量であるという、身長と体重の相関があります。

　本講義では、BMI（ボディ・マス・インデックス＝体格指数）を、標準体重算出の方法として用います。この体格指数BMIは、国際的な規準として使われており計算式は世界共通ですが、肥満の判定数値は国によって違います。ちなみに、日本肥満学会ではBMI 22.0を標準体重、25.0以上の場合を肥満、18.5未満である場合を低体重としています。

　これは過去の日本人の調査データから導き出したもので、有病率、あるいは疾病罹患率がもっとも少ない、つまり、なんらかの病気を持っているとか、かかっているとかがもっとも少ない体重値、すなわち理想的な体重算出値であるといえるでしょう。

　この基準値をもとに標準体重を求めるには、自分の身長（m）を2乗し、ここにBMIの理想値22.0を掛けます。

▼日本肥満学会の肥満基準

状　態	指　標
低体重（やせ型）	18.5 未満
普通体重	18.5 以上、25.0 未満
肥満	25.0 以上

標準体重 ＝ 身長(m) × 身長(m) × 22.0

　たとえば、身長160cm（1.6m）の人の標準体重は、つぎのように求められます。
　標準体重＝1.6×1.6×22.0＝2.56×22.0≒（およそ）56.3kg
　では、あなたも自分の標準体重を計算してみましょう。

標準体重 ＝ 身長(m) × 身長(m) × 22.0
　　　　　[　　　]×[　　　　]× 22.0＝あなたの標準体重

つぎに、あなたの肥満度とBMIを計算してみよう

　さあ、あなたの身長での標準体重はわかりましたか？　どうでしょうか。標準より多かったですか？　それとも少なかったでしょうか？　いずれにしてもこの体重値が、最終的にはあなたの"目標体重"になりますから、ここできちんと覚えておきましょう。

　さて、肥満度ですが、これはつぎのように求められます。

> 肥満度（％）＝（実測体重　－　標準体重）÷標準体重×100

　たとえば、身長170cm、体重80kgの人の肥満度ですが、
標準体重＝1.7×1.7×22.0≒64（kg）ですから、
肥満度は、つぎのようになります。
　肥満度＝（80－64）÷64×100＝＋25（％）
　また、身長がおなじ170cmで、体重が55kgの人の肥満度は、つぎのようになります。
　肥満度＝（55－64）÷64×100＝－14（％）

つまり標準体重よりも少ない体重の人の場合は、肥満度はマイナス（－）で表わされることになります。ちなみにマイナス10％未満をヤセすぎ、プラス20％以上が肥満と判定されます。

肥満度	判定
－10％未満	ヤセ
－10％以上～10％未満	普通
10％以上～20％未満	過体重
20％以上	肥満

　では実際に、あなたの「肥満度」を日本肥満学会の算出式にもとづき計算してみましょう。

> 　　　　　　　　　　実測体重　標準体重
> 　　　　　　　　　　　↓　　　　↓
> 　あなたの肥満度（％）＝（　　　－　　　）÷ 標準体重 × 100

　できましたか。それではつぎに、あなた自身のBMIを算出してみましょう。
　BMIは、体重（kg）を身長（m）の2乗で割ります。電卓を使って計算するんだったら、自分の体重を身長をメートルに換算して2回割り算をします。

> BMI ＝ 体重（kg）÷ 身長（m）÷ 身長（m）

　身長が160cm（1.6m）で、体重55kgの人のBMIはつぎのようになります。
　BMI ＝ 55 ÷ 1.6 ÷ 1.6 ≒ 21.5
　先ほどBMI 22.0が標準値であることを学びましたよね。この人の数値は21.5ですから22.0に近いので、まあ理想体重に近い体格ということがいえます。
　ちなみに日本では BMI 25.0以上を肥満と判定しています。また、標準値を22.0と定めているものの、厳密には男女による性差があり、男性はBMI 22.2、女性はBMI 21.9が疾病罹患度がもっとも低い、つまり病気にかかりにくい数値であると統計上いわれています。では、あなたのBMIを計算したうえで、前ページに掲げた『日本肥満学会の判定基準』に当てはめ、あなたの肥満度を判定してみましょう。

> BMI ＝ 体重（kg）÷ 身長（m）÷ 身長（m）
> あなたのBMI ＝（　　　）÷（　　　）÷（　　　）

肥満とやせの判定表							
身長 (cm) \ 肥満度 (%)	−20.0	−10.0	標準体重 (kg)	+10.0	+20.0	+30.0
140.0	34.5	38.8	43.1	47.4	51.7	56.1
141.0	35.0	39.4	43.7	48.1	52.5	56.9
142.0	35.5	40.0	44.4	48.8	53.2	57.7
143.0	36.0	40.5	45.0	49.5	54.0	58.5
144.0	36.5	41.1	45.6	50.2	54.7	59.3
145.0	37.0	41.6	46.3	50.9	55.5	60.1
146.0	37.5	42.2	46.9	51.6	56.3	61.0
147.0	38.0	42.8	47.5	52.3	57.0	61.8
148.0	38.6	43.4	48.2	53.0	57.8	62.6
149.0	39.1	44.0	48.8	53.7	58.6	63.5
150.0	39.6	44.6	49.5	54.5	59.4	64.4
151.0	40.1	45.1	50.2	55.2	60.2	65.2
152.0	40.7	45.7	50.8	55.9	61.0	66.1
153.0	41.2	46.3	51.5	56.6	61.8	67.0
154.0	41.7	47.0	52.2	57.4	62.6	67.8
155.0	42.3	47.6	52.9	58.1	63.4	68.7
156.0	42.8	48.2	53.5	58.9	64.2	69.6
157.0	43.4	48.8	54.2	59.7	65.1	70.5
158.0	43.9	49.4	54.9	60.4	65.9	71.4
159.0	44.5	50.0	55.6	61.2	66.7	72.3
160.0	45.1	50.7	56.3	62.0	67.6	73.2
161.0	45.6	51.3	57.0	62.7	68.4	74.1
162.0	46.2	52.0	57.7	63.5	69.3	75.1
163.0	46.8	52.6	58.5	64.3	70.1	76.0
164.0	47.3	53.3	59.2	65.1	71.0	76.9
165.0	47.9	53.9	59.9	65.9	71.9	77.9
166.0	48.5	54.6	60.6	66.7	72.7	78.8
167.0	49.1	55.2	61.4	67.5	73.6	79.8
168.0	49.7	55.9	62.1	68.3	74.5	80.7
169.0	50.0	56.6	62.8	69.1	75.4	81.7
170.0	50.9	57.2	63.6	69.9	76.3	82.7

自分のカラダを正しく知る 講義2

身長m×身長m×22（日本肥満学会方式）より求めた標準体重と肥満度別にみた体重

身長(cm) \ 肥満度(%)	-20.0	-10.0	標準体重(kg)	+10.0	+20.0	+30.0
171.0	51.5	57.9	64.3	70.8	77.2	83.6
172.0	52.1	58.6	65.1	71.6	78.1	84.6
173.0	52.7	59.3	65.8	72.4	79.0	85.6
174.0	53.3	59.9	66.6	73.3	79.9	86.6
175.0	53.9	60.6	67.4	74.1	80.9	87.6
176.0	54.5	61.3	68.1	75.0	81.8	88.6
177.0	55.1	62.0	68.9	75.8	82.7	89.6
178.0	55.8	62.7	69.7	76.7	83.6	90.6
179.0	56.4	63.4	70.5	77.5	84.6	91.6
180.0	57.0	64.2	71.3	78.4	85.5	92.7
181.0	57.7	64.9	72.1	79.3	86.5	93.7
182.0	58.3	65.6	72.9	80.2	87.4	94.7
183.0	58.9	66.3	73.7	81.0	88.4	95.8
184.0	59.6	67.0	74.5	81.9	89.4	96.8
185.0	60.2	67.8	75.3	82.8	90.4	97.9
186.0	60.9	68.5	76.1	83.7	91.3	98.9
187.0	61.5	69.2	76.9	84.6	92.3	100.0
188.0	62.2	70.0	77.8	85.5	93.3	101.1
189.0	62.9	70.7	78.6	86.4	94.3	102.2
190.0	63.5	71.5	79.4	87.4	95.3	103.2
191.0	64.2	72.2	80.3	88.3	96.3	104.3
192.0	64.9	73.0	81.1	89.2	97.3	105.4
193.0	65.5	73.8	81.9	90.1	98.3	106.5
194.0	66.2	74.5	82.8	91.1	99.4	107.6
195.0	66.9	75.3	83.7	92.0	100.4	108.8

◎日本肥満学会による肥満の判定基準（2011）

BMI	18.5以下	18.5～25未満	25～30未満	30～35未満	35～40未満※	40以上※
判定	低体重	普通体重	肥満（1度）	肥満（2度）	肥満（3度）	肥満（4度）

※ BMI35以上を「高度肥満」と定義

■ 標準体重だからといって安心できない！

　自分の標準体重、肥満度がわかりましたね。いかがだったでしょうか？　普通でしたか？　それともヤセ気味？　太りすぎ？　さあ、ここで「私は標準体重だし、肥満度も普通だから安心！」なんて思わないでください。実はここに大きな落とし穴があるんです。

　最近では、単に体重だけで肥満を判定するのではなく、より正確に肥満を判定するためには、体脂肪量（率）を測定するようになってきています。つまり、前述の計算式で標準体重だからといって、"体脂肪率"を計測しないうちは、安心できません。

　体脂肪率とは、体重に占める脂肪の割合です。前述したように、標準体重をもとにした計算法と肥満度、そしてBMIを用いることにより、ある程度の肥満傾向を知ることはできます。いわばこれが、"第一段階"の肥満判定ということになります。

　現在では、「肥満とは単に体重が多いことではなく、身体組成のなかで体脂肪量が正常範囲を超えて多くなっている状態」を指すようになってきていますので、「体重が減った」といって、単純に喜んではいられないのです。

　つまり、肥満とは体脂肪の多いことを指すわけで、真実のダイエットとは、『単に体重を落とすのではなく、体脂肪率を下げること！』なのですから、"第2段階"での体脂肪率測定をする必要があるのです。この事実、つまり体内の脂肪量を減少させることこそが大切だということを、ここでいま一度、はっきりと認識してください。

　実際、体重は軽くても実際は体脂肪率の高い『かくれ肥満』などと呼ばれる人がいます。そのような見た目はヤセていても、中身は脂肪の固まりという人が、実は生活習慣病などの問題（ハイリスク）を抱えているのです。

　私の受講生のなかにもBMIは標準値で、一見、スマートな体型であるにもかかわらず、実際、体脂肪計で計ってみると、体脂肪率が異常に高い者が少なからずいました。ですから、体重だけを見てそれが標準値、あるいは、それ以下であるからといって、けっして安心はできないのです。あなたは、自分の体脂肪率をご存じでしょうか？

自分のカラダを正しく知る　講義2

■ 体脂肪計で体脂肪率を計測してみよう

では実際に体脂肪率を計測してみましょう。

体脂肪率の計測にはさまざまな方法があります。詳しくは次週の講義3で述べますが、本講義では生体インピーダンス法（体の一部分に微弱な電流を流し、その電気抵抗を計ることで脂肪量を推測）を計測方法として用います。

これは、一般に市販されている体脂肪計つき体重計に備わっている機能で、簡単に計ることができます。この体脂肪計、以前は数十万円もする高価なものでした。しかも当初は、ベッドに横になって電極を全身に付け、長い時間をかけて計測する必要がありました。しかし、最近では家庭用の、非常に安価で手軽な体脂肪計が出てきています。さらに、体脂肪だけではなく、体幹部・腕・脚といった各部位ごとに脂肪率の計測が行なえ、筋肉量までわかるような「体組成計」と呼ばれる機器も増えてきています。

四国学院大学スポーツ科学研究室で使用している業務用体組成計(TANITA MC-190) は、体の各パーツごとの脂肪量、筋肉量のみならず、水分量や左右バランス評価、体型判定などができ、その結果が特定の用紙にプリントアウトされ、さらにデータはすべてパソコンに保存されるようになっています。この貴重な体の数値は、肥満改善の指導だけではなく、プロスポーツを目指すようなトップアスリートの指導にも活用されています。

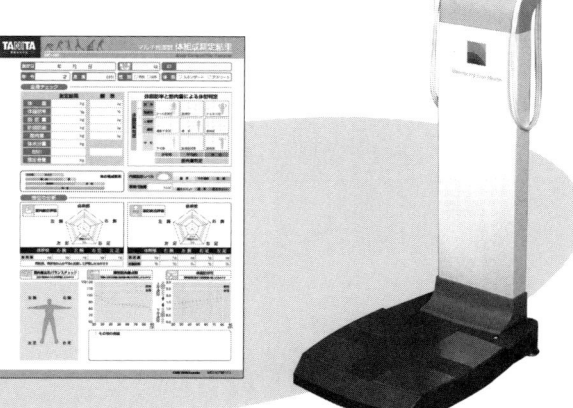

本学スポーツ科学研究室で使用している「体組成計」（TANITA MC-190）と計測結果表
〈写真提供・㈱タニタ〉

33

家庭用の体脂肪計も、性別、年齢、身長などの数値をあらかじめ入力しておけば、体重計にのるのとおなじように、簡単に体脂肪率が計測できるようになっています。ただし容易に計測できるかわりに、できるだけ同一条件下で長期的に計測をつづけることなど、守らなければならないことがいくつかあります。インピーダンス法は体内の水分量が大きく関係しており、体内水分の状態、たとえば摂食、摂水や運動、入浴などによって、一日のなかでも体脂肪率の数値が変化してきますから、毎日決まった時間・状態で計測してください。ちなみに毎日夕方か、就寝前の入浴前できるだけ下着に近い状態で計測するのがよいとされています。

　さて、あなたの体脂肪率は何％でしたか？

　東京慈恵会医科大学のデータによると、男性では25％以上、女性では30％以上の体脂肪率がある場合が肥満ということになります。

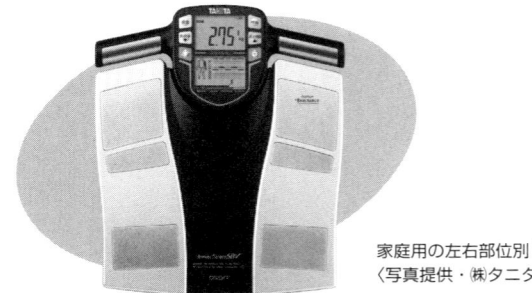

家庭用の左右部位別「体組成計」(TANITA BC-622)
〈写真提供・㈱タニタ〉

体脂肪率	ヤセ△	標準◎	軽肥満▲	肥満✕
男性	10％未満	10％〜20％未満	20％〜25％未満	25％以上
女性	20％未満	20％〜30％未満	30％〜35％未満	35％以上

講義2のまとめ

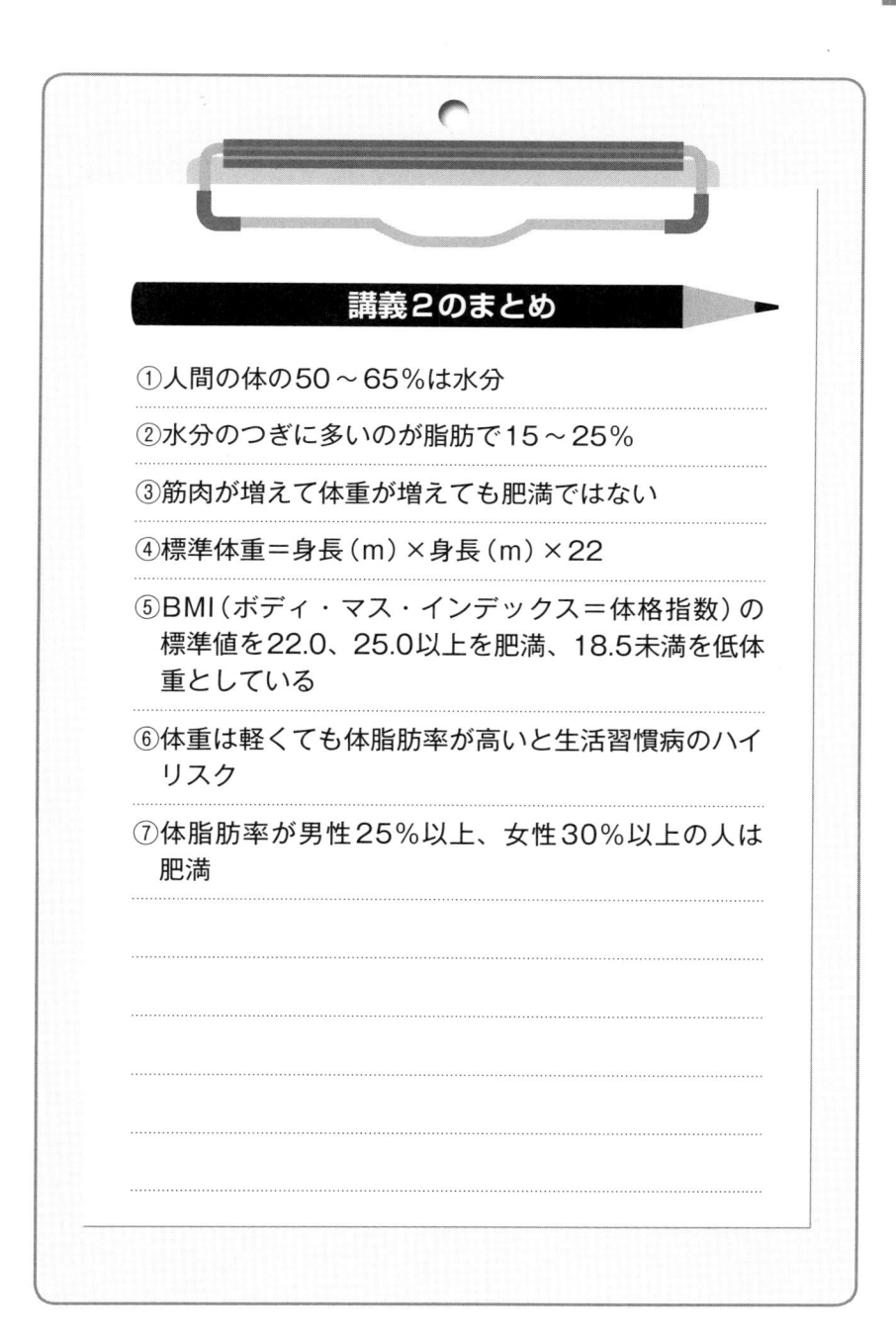

①人間の体の50〜65％は水分

②水分のつぎに多いのが脂肪で15〜25％

③筋肉が増えて体重が増えても肥満ではない

④標準体重＝身長（m）×身長（m）×22

⑤BMI（ボディ・マス・インデックス＝体格指数）の標準値を22.0、25.0以上を肥満、18.5未満を低体重としている

⑥体重は軽くても体脂肪率が高いと生活習慣病のハイリスク

⑦体脂肪率が男性25％以上、女性30％以上の人は肥満

講義 3　肥満原因を科学的に探る

■ "グルメ"の背後にある"過食"のワナ

『飽食の時代』などといわれ久しいですが、"グルメ"はいまや、一時のブームで終わらずに、すっかり私たちの生活習慣に根づきました。

テレビ番組では、"食べ歩き"や"美味しいお店の紹介"は、もはや定番になっています。テレビのスイッチをONにすれば、毎日なんらかの"グルメ"関連番組を否応なく見ることになります。

かのフランスの『ミシュランガイド』においても、欧米以外で初発刊となった『東京2008』に始まり、いまや東京のみならず横浜・鎌倉・京都・大阪・北海道などの飲食店がガイドブックとして紹介されるようになりました。和食にとどまらず洋食から中華までカバーする日本の幅広い"食文化"は、もはや世界規準といってもいいでしょう。

私が小学生だったころ、テレビで見たアメリカのホームドラマ『奥様は魔女』や『わんぱくフリッパー』などの映像は、いまや普通に、この国のどこの家庭でも見られる風景になっています。その代表が、キッチンにある大型冷蔵庫です。大人の背丈ほどもある両開きの冷蔵庫に、お肉や牛乳、そしてピザやケーキやコーラなんかが所狭しと入っていて、しかも別の扉のフリーザーには、多種の冷凍食品とともに色とりどりのアイスクリームが入っている。ひと昔前の日本の子供たちには"ため息"の出るような光景が、いまやこの国でも当たり前になっています。もしかすると食材の豊富さと、質の高さから見たら、日本は世界のトップレベルまで食環境を引き上げたような気さえします。

ほかにも、子どもの頃にアメリカの映像でうらやましかったハンバーガーショップ、そして"ドライブスルー"のシステムも、いまやこの国でも、まったく当たり前のことになっていますし、ハンバーガー店にとどまらず、日本では牛丼店や寿司店、はたまたクリーニング店から薬局にまでドライブスルーがあるようです。これもまた新たな日本的光景になりつつあるのかもしれませんね。

スーパーマーケットに行けば、世界じゅうの食材が容易に手に入ることはもちろんですが、最近ではアメリカ型の倉庫スタイルで大量の食材を安価に売るスーパーも各地に増えてきており、アメリカンサイズの大きなショッピングカートに、これまたアメリカ並みのLLサイズのピザやビーフやコーラなどを入れ、家に帰ってから大型冷蔵庫に保管するというのも、もうわれわれのライフスタイルの一つになってきているように思います。

　また街のコンビニエンス・ストアーもすっかり私たちの生活に根づき、小腹が空いたときにはコンビニでおにぎりやパンを買ったり、またチキンやおでんや肉まんを買ったり、そして手軽に清涼飲料水を手に入れ飲むことも普通になってしまいました。いまや、コンビニはキャッシュディスペンサーも備えていますから、銀行の機能を持つまでに至っています。

　このように、21世紀に生きる現在の私たちは、お金さえ出せば簡単に食べ物が手に入るのはもちろんのこと、ひと昔前のように手間ひまをかけなくても、お湯を入れたり、レンジで温めるだけで、すぐにおいしい食事をとることができるような状況になっています。

　戦後の日本における食環境の大きな変化が、私たちに"肥満"になる重大な原因をもたらしているのです。

　つまり、自らの食習慣を自分自身でコントロールしていかなければ、ごく自然にあたりまえのように「過食」に陥ってしまいます。これが現在の日本の、みなさんの置かれている"食文化事情"だということを、改めて強く認識する必要があります。

■ 脂肪はすべて"悪"ではなく、活動のエネルギー

　私たち人類が、この地球上に誕生してから約400万年になりますが、その長い歴史のほとんどは「飢餓」、つまり"飢え"との闘いであったといわれています。

　さきほど大型冷蔵庫の話をしましたが、私たちの生活を振り返ってみても、飢餓から解放され、自由に好きな食べ物が手に入るようになったのは、戦後

のわずか50〜60年程度にすぎません。つまり私たちの祖先たちは、何百万年にもわたって、飢えと闘ってきたということなのです。

さて、ではそのような「飢餓」の状況のなかで、人類の体はどのように適応してきたのでしょうか。

現代では冷蔵や冷凍、あるいは真空パックなどにすることによって、私たちは食物を蓄えることができます。しかし、そのような機械や技術がなかったときには、ほかの生物とおなじように、生命を維持し、子孫を残すために、なんらかの方策をとる必要がありました。道具をつくり、火をあやつり、食物を焼いたり、乾燥させたりして、できるだけ日持ちするような"知恵"を使ったのはいうまでもありません。

しかし、それとは別に、私たち人類も生物としての進化と環境適応によって、自分たち自身の体を変化させてきました。その結果、われわれの体は、自身の体のなかに貯蔵庫をつくるようになりました。

余ったエネルギーを排出してしまうのではなく、体のなかへためておき、食べ物が手に入らないときに、その貯蔵エネルギーを使って生きていくというメカニズムができあがってきたわけです。

さて、ではそのメカニズムとは、そしてそのエネルギーの貯蔵物とは何でしょうか？

実は、これが"脂肪"なんです。脂肪を皮下や内臓のまわりに蓄えておく、そして食事が少ないときや食べられないときに、これをエネルギーとして使う仕組みが、私たちの体のなかにはできあがってきたのです。

ですから、脂肪はすべて『悪』ではありません。ダイエットを志す人たちは、ときとして脂肪はすべて悪いものと考えがちですが、そうではないのです。ガソリンがなければ車が走らないように、私たちの体からも脂肪がなくなると動けなくなってしまいます。ただし、体のなかにある脂肪の比率、つまり"体脂肪率"が問題となるのです。

ところで、さきほどもいいましたが、私たちが好きなときに、好きな食事をとることができるようになってから、まだ半世紀ほどにすぎません。ですから私たちの体は、かつての数百万年のあいだにできあがってきた体のメカニズム、遺伝子を通して受け継がれてきたプログラムにしたがって、体のな

かに脂肪をためこんでしまうのです。

　そういう意味では「肥満」は私たち人間には避けられない、逃げることのできない身体機能、つまり、体の仕組みであることを覚えておいてください。

　でも、もし「飽食」の状況が、あと数百万年もつづくとするならば、私たち人間の体のプログラムも変化し、どんなに食べてもまったく脂肪を蓄積しない、夢のような体になるのかもしれませんね。

■ 両親も太っている！　肥満は遺伝するのか？

　本学の「大学ダイエット講義」の受講生で、肥満の学生の"言い訳"第1位は、「太っているのは遺伝だから仕方がない」というものです。たとえば、私の研究室で学んでいるA君の話を聞くと、彼の両親、兄、姉、自分と家族5人がすべて肥満なんだそうで、「太っているのは、ボクが悪いんじゃなくて必然なんです！」という言い分でした。

　そこで、彼の両親の親、つまりA君のおじいちゃんとおばあちゃんのようすを聞いたところ、母方の祖父母はとても太っているけれども、父方の祖父母はヤセているとのことでした。そして、「君の家では犬を飼っているよね？　その犬も太ってるんじゃない？」と、私が尋ねたところ、彼は「先生！　見たことないのに、どうして知ってるんですか？」と、目をまん丸にして驚いていました。

　このA君の例が、「肥満は遺伝するのか？」の答えを示すひとつの事例となると思います。

　「肥満遺伝子」と呼ばれる遺伝子を持つ人がいることはすでに知られており、遺伝因子の肥満への関与は現在さまざまな研究がなされています。A君の家族は、全員が肥満だそうですから、この肥満遺伝子が関与している可能性はたしかにあります。

　では、彼の肥満は遺伝だから仕方がないのでしょうか？

　さあ、ここでA君のお父さんに着目してみましょう。お父さんの両親、つまりA君のおじいちゃんとおばあちゃんはヤセているのです。また、お父さ

んの兄弟、つまり、父方の叔父さんや叔母さんも全員スリムなんだそうです。結局、お父さんだけが太っている。これは何を意味するのでしょうか？

　この答えを裏づけるのが、A君の飼っている犬も肥満であることなのです。つまり、A君一家、とりわけお母さんのつくる食事、あるいは食生活習慣といったほうが正しいかと思いますが、これが肥満につながる原因となっていると思われます。

　犬が太っているということは、およそふたつの原因が考えられます。ひとつは、その家の餌の与えかたの問題です。

　たとえば、市販のドッグフードを与えている場合、栄養のバランスはとれているはずです。しかし、自分たちが食べたい放題にしている食習慣とおなじように、犬が欲しがるまま大量の餌を与えてしまったり、人間の食べ残しを与えている場合には、その家の肥満に結びつくような高カロリー・高脂肪の残飯が餌になるでしょうから、これでは人とおなじように太るに違いありません。

　そして、ふたつめに考えられる原因、それは運動不足です。太っている人の多くは歩くことを嫌います。つまり肥満一家で飼われている犬は、散歩に連れていってもらえないケースが多いでしょうから、一日じゅうクサリにつながれたままでは、当然のように太ってしまうのです。

　よく「飼い犬は、飼い主に似てくる」なんていわれますが、これはこのようなことから起きてくるのかもしれませんね。実際、米国の社会心理学者たち（カリフォルニア州立大学サンディエゴ校の Nicholas Christenfeld と Michael Roy）の研究論文が、アメリカ心理学協会が発行する「Psychological Science」の2004年5月号に掲載され、"犬は彼らの飼い主と似ている"という実証的研究として注目されました。

　つまり、太ってしまうのは、単に"遺伝"的な要素だけではなくて、家庭での食事習慣や運動習慣、すなわち"環境"も大きな要因であると考えられます。ちなみに一般的に肥満原因は『遺伝要因3割、環境要因7割』といわれています。このデータは、一卵性双生児の研究から導き出されたものです。

　みなさんの家の犬や猫は太っていませんか？

■ 朝食抜きは、肥満のはじまり！

みなさんは、毎日、朝食を食べていますか？

平成22年（2010年）の厚生労働省による「国民健康・栄養調査結果の概要」によれば、日本人全体の朝食欠食率、つまり朝ご飯を食べていない人の割合は、男性13.7％、女性10.3％という数字になっています。もっとも朝食欠食の割合が多いのは、20歳代（20～29歳）で、男性の29.7％、女性の28.6％もの人が食べていません。ちなみに、文部科学省などが推奨する「早寝早起き朝ごはん」の国民運動の成果か、大学生の朝食欠食は、この十年くらいを見ると減少傾向にあるようです。

それでも、大学生の2～3割は朝食を食べていません。そこで、以前その理由を調べたことがあるのですが、「もっと寝ていたいため」や「時間がないため」がほとんどでした。しかし女子学生のなかには「ダイエットのため」をあげている学生もかなりいました。さて、では朝食を抜くと、本当にヤセられるのでしょうか？

実は、これが"大まちがい"なんです。結論から先にいいますと、「朝食を抜くと、逆に太ってしまう！」んです。ところが、このことが意外に知られていません。

この"朝食抜きで太る"を実践している例が、お相撲さんたちです。彼らは朝食を食べません。そのかわり、山のような昼食と夕食を"ちゃんこ鍋"でとるんですね。しかも昼食後は、昼寝をします。これが太る秘訣なんです。このことに関して、詳しくは講義13で述べることにしましょう。

ではなぜ朝食を抜いてはいけないのでしょうか？

実は、私たちの体には、ホメオスタシス（homeostasis）という調整機能がついています。これは外部環境、つまり温度の変化などに対して、体の内部環境を調整し、つねに安定した状態に保つはたらきをいいます。

たとえば、寒いときに私たちの体はどう変化するでしょうか？　鳥肌が立ち、ふるえますよね。これは、鳥肌になることによって毛穴をふさぎ、皮膚からの水分蒸発を抑えて体温の低下を防ぎ、さらに、ふるえることによって筋肉を運動させ、熱を発生して体温を上げるというはたらきによります。

では、逆に暑いときにはどう変化するでしょうか？　汗をかきますよね。これは汗によって皮膚表面を濡らし、その汗が蒸発するときの気化熱によって、体温を下げるというはたらきによります。

　このほかにも、暑いときに水が飲みたくなったり、あるいは寒いときに多量の水分をとると、トイレが近くなったりしますが、これらも血液濃度を一定に保とうとするホメオスタシスのはたらきであるといえます。私たちの体は、さまざまな環境変化に対応して、内部を一定の状態に保とうとするメカニズムが組みこまれているのです。

　これは、非常に素晴らしい機能なんですが、ダイエットの場面では、ときどきじゃまをすることがあります。それが、体重減少のストップ、『停滞期』と呼ばれるものなんです。

　ホメオスタシスは、体重減少が進んでいくと、それを「飢餓」へ向けての危険信号であると受け取ります。前述したように、私たちの体は数百万年に

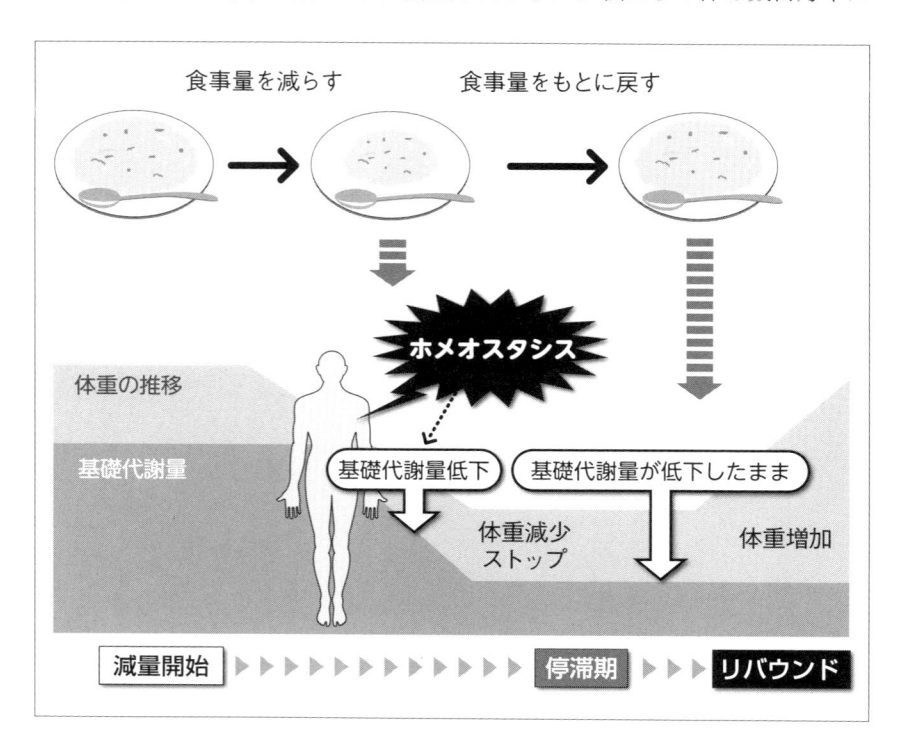

わたって、飢えに対応するプログラムが組まれていますから、体重の減少が一時ストップしてしまうわけです。そして、この停滞期を乗り越えることの困難さが、リバウンドへつながってしまうのです。この点については講義9で詳しく説明しましょう。

さて、話を戻して「朝食を抜いてはいけない！」ですが、この科学的根拠も、ホメオスタシスに関係しています。一日に2食しか食べない状態、つまり摂取する食物エネルギーが減ると、私たちの体は吸収効率をアップさせます。

体は数少ない食べ物のなかから、目一杯エネルギーを取りこもうとします。さらに、生命を維持していくために必要な最低限度のエネルギー、これを基礎代謝と呼びますが、この基礎代謝量を大幅にダウンします。その結果、カロリーの消費量が非常に小さくなるのです。

したがって、朝食を抜いても体重は下がらず、むしろお相撲さんのように、昼食や夕食の2食が大量だったり、お菓子やジュースなどの間食をとったりした場合には、体はどんどんカロリーを取りこんでいきますから、肥満になるわけです。

ちなみに朝食でたくさん食べても、この場合はホルモンなどのはたらきによって、脂肪はせっせと分解されていきます。そういう意味から、一日3食のうち、むしろ朝食に重点を置いて、しっかりと食べるということが、ダイエットにはもっとも適しているのです。

多少早起きをして朝食をとるだけで、ヤセやすい体になれるのです。

■ 体脂肪率って、どうやって計るの？

みなさん、毎日、体重と体脂肪率を計ることには慣れましたか？　記録もダイエット日誌に、きちんとつけていますか？

ところで、この体脂肪率とは何でしょうか？

体脂肪率とは、体脂肪量が体重に占める割合のことをいいます。具体的には、脂肪の重量を体重で割った比率（％）で表わします。ですから、この数

値が高い人ほど、体のなかの脂肪量が多い、つまり太っているといえるわけです。

では、どのようにして計測するのでしょうか？

もっとも正確なのは、体を切開して脂肪を取り出し、直接計測することですが、生身の人間、つまり生体には当然行なうことができません。

そこで切開することなく、間接的に計測し、脂肪率を求めるわけですが、その方法は全身を測定対象とする「全身測定」と、体の一部分を計って、その数値から全身の体脂肪量を推計する「部分測定」とのふたつに大別することができます。

全身測定では、「体密度法」と「二重X線吸収法」がよく用いられます。体密度法は、人体を脂肪組織と除脂肪組織（脂肪を除いた、筋肉や骨など）から構成されるものと考え、それぞれが一定の密度を持っていることを前提とし、体脂肪率を求めます。この体密度の測定には、「水中体重法」や「空気置換法」が用いられます。体密度は、体重を体積で割った値で、「水中体重法」では全身を水中に沈めてアルキメデスの原理を利用して体積を求めます。

この方法では最大呼出時、つまり肺のなかの空気を完全に吐ききった状態で、数秒間、頭を完全に水中に沈めて計測しなければならず、水面が波立っても正確な値が出ないので、かなりたいへんなものです。子供や高齢者、また水に対して恐怖感を持っている人には、計測困難な方法だといえます。

加えて、全身を沈めるだけの深さの水槽と、水中の人間を計測できる体重計がなければいけないわけで、かなり大がかりな装置が必要となります。そして、これほどたいへんな思いをして計測をしても、肺や気管、そして腸内には残留ガスが残っているため、誤差が生じてくるといわれています。

筋肉のたくさんついたスポーツ選手や力士などは、この水中体重法を用いてきました。また、空気チャンバーといわれるカプセルのなかに入り、空気の量の変化から体脂肪量を測定する空気置換法という方法もありますが、これまた高価な機器類と設備が必要となります。

つぎに二重X線吸収法（DXA DEXA）ですが、このX線を用いての測定方法は、本来、骨量や骨密度の定量測定に用いられたもので、全身スキャン

講義 3 肥満原因を科学的に探る

モードによって、体脂肪量や除脂肪量の測定が可能であるといわれています。
　具体的には2種類の光子エネルギーを持つX線を照射し、その透過率の差から値を求めるのですが、この方法で求めた体脂肪量は、水中体重法と相関関係があると報告されています。しかし、この測定機器も非常に高価かつ専門的なものであり、一般人が簡単に計測できるものではありません。

■ 体脂肪計（体組成計）で、"体脂肪"が測定できるわけ

　さて、つぎに「部分測定」についてですが、これには、皮下脂肪厚法（キャリパー法、超音波法）、近赤外線法、生体インピーダンス法などがあります。 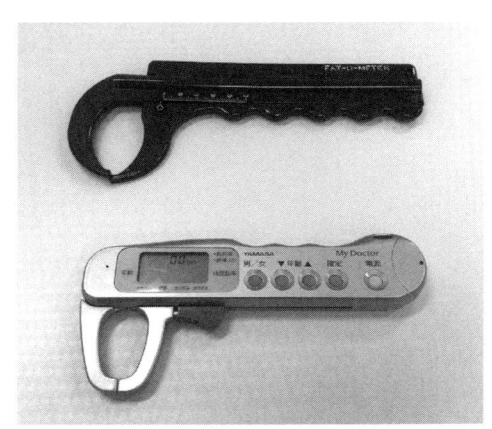
　キャリパー法とは、キャリパーと呼ばれるカニのはさみのような道具を使い、皮下脂肪の厚さを計測するもので、肩甲骨下部と上腕部の2カ所をつまみ測定する2点法と腹部（おへその近く）を加え体の3カ所を測定する3点法とがあります。

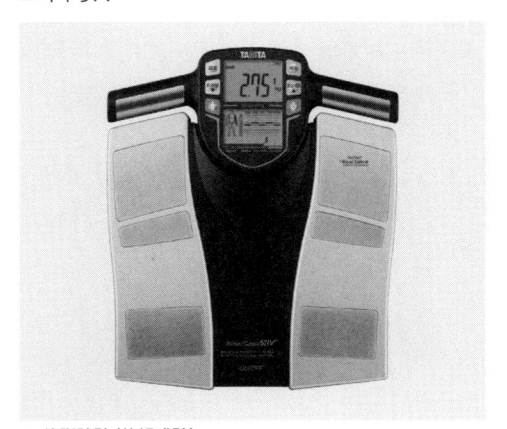

▲ キャリパー

　キャリパーの器具自体は安価で入手しやすく、簡単に計ることができるため一般的に利用されています。本学でも、授業で測定方法を教え、実際に学生たちにキャリパーを貸与し測らせたりしています。しかし、測定姿勢や皮膚のつまみ方などによ

▲ 体脂肪計（体組成計）

って誤差が生じやすいため、医学的には、ある程度の熟練した人による測定が望ましいとわれています。とくに肥満者では、皮下脂肪が厚いため正確な測定が困難で、数値のバラツキが大きいようです。

生体インピーダンス法は、本講義で採用している体脂肪率の測定方法です。ただ体脂肪計（体組成計）の上にのるだけで、即座に体脂肪率が表示されるようになっているのです。

なぜ、全体重をのせているだけで体脂肪がわかるのか、不思議に思う人も多いと思いますが、この仕組みは、生体の一部分に微弱な高周波電流を流し、電気抵抗を求め、そこから脂肪量を推測することによって計測します。

われわれの体の除脂肪組織の約7割は、電解質を含む水分で構成されているため、電気を通しやすいのですが、逆に脂肪組織は電解質をほとんど含まない絶縁体である、という原理にもとづいています。具体的には、筋肉に多く含まれている水分は電気を通しやすいのですが、脂肪はほとんど電気を通しませんので、その電気の通りにくさ（電気抵抗）を計ることによって、脂肪量を推測計測するのです。

今回体脂肪計（体組成計）を購入し、初めてこのインピーダンス法で体脂肪率を測定した人は、「どうしてこんな装置で体脂肪率がわかるの？」と、疑問に思ったでしょうが、原理はこのように電気抵抗値の利用なのです。

ちなみに高周波電流を流すといっても、その電圧は非常に小さいものですから、低周波治療器のような刺激感はありません。また、前述の水中体重法や二重X線吸収法は、機器自体が非常に高価で、計測にも時間と労力が必要になりますが、インピーダンス法は安価で簡単に計測できるため、体脂肪率の変化を知る"手がかり"としてはとても有効であると考えられます。

しかし、この方法はあくまでも推測値であり、絶対的な体脂肪率の値ではないことを理解しておきましょう。計測方法、計測時間、体調などにも大きく左右されますから、もう一度、あなたの体脂肪計（体組成計）の取り扱い説明書の注意事項を読んで、正しい方法で決まった時間に毎日計測するようにしましょうね。

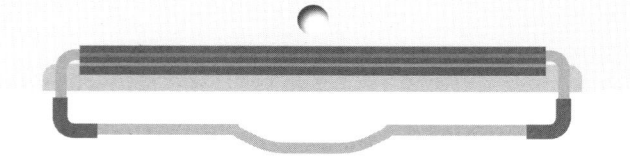

講義3のまとめ

①食習慣を自身でコントロールしないと「過食」に

②人類の歴史は飢餓とのたたかい。エネルギーの貯蔵物が「脂肪」

③「肥満」は逃げることのできない身体機能、体の仕組み

④家族の「遺伝」を肥満の言い訳にしない

⑤朝食を抜くと逆に太ってしまう

⑥摂取する食物エネルギーが減ると、体は吸収効率をアップさせる

⑦体脂肪率とは、脂肪の重量を体重で割った比率（％）

⑧体脂肪の全身測定では、「体密度法」と「二重Ｘ線吸収法」を用いる

⑨体脂肪の部分測定では、「皮下脂肪厚法」（キャリパー法、超音波法）、生体インピーダンス法などを用いる

講義 4 ウォーキング&トレーニングの実際

■ 運動には「有酸素運動」と「無酸素運動」の2種類がある

　私たちは、筋肉の収縮によって体を動かす、つまり運動をすることができます。このときにエネルギーが必要となりますが、これはATP（アデノシン三リン酸）という物質を分解するときに発生します。ですから、体内にたくさんのATPがあれば、筋肉を力強く、長く動かすことができるわけです。

　ところが残念なことに、私たちの体は多くのATPを貯蔵することができないため、運動を始めるとすぐにこれを使い果たしてしまい、筋肉を動かしつづけることができなくなってしまいます。

　そこで運動をつづけるために、体内でATPを改めてつくる、すなわち再合成が必要になってくるのですが、これには3つのルートがあります。そのATPの再合成のための3ルート（有酸素系ルート、リン酸系ルート、乳酸系ルート）をそれぞれ説明すると、今日の講義はそれだけで時間終了になってしまいますし、本講義は「運動生理学」の授業ではありませんので、ここではサラリといきたいと思います。

　さて、この"筋肉のエネルギー"となるATPを再合成する3つのルートの反応には、酸素の助けを必要とする「有酸素過程（有酸素系ルート）」と、酸素を必要としない「無酸素過程（リン酸系、乳酸系ルート）」の2種類があります。

　私たちはその運動の種類（強度）によって、酸素を使う「有酸素運動」か、酸素を使わない「無酸素運動」かを、体が自動的に選択して行なっているんです。

　「有酸素運動」とは、息を吸ったり吐いたりしながら行なう全身運動で、具体的には、ウォーキング、ジョギング、エアロビックダンス、サイクリング、ゴルフ、オリエンテーリング、遠泳、クロスカントリーなどがこれにあたります。

　これらのスポーツは、おもに有酸素系エネルギーを使い、無酸素系エネルギーはあまり使いません。これらを総じて「エアロビクス」と呼んでいます。

いっぽう、「無酸素運動」とは、瞬間的に呼吸を止めて行なうような運動のことで、短距離走、重量挙げ、ジャンプ、投てき、相撲、筋力トレーニング、シュノーケリングなどです。これらのスポーツは無酸素系エネルギーによってなされる無酸素運動で、「アネロビクス」といわれるものです。一見して、非常に"きつい"運動であることがわかると思います。

さらに、スポーツ種目のなかには、有酸素系と無酸素系の両方を使うものがあります。

たとえば、サッカーやラグビーなどで、ボールを追うような全力疾走の場面では、無酸素運動（アネロビクス）であり、そのほかのジョギング程度の走りの場面では、有酸素運動（エアロビクス）をしています。ほかにも、ハンドボールやバスケットボール、アイスホッケーなどがこの仲間になります。

	有酸素運動（エアロビクス）	無酸素運動（アネロビクス）
呼吸	息を吸ったり吐いたりして行なう全身運動	瞬間的に息を止めて行なうような運動
運動内容	ウォーキング、ジョギング、エアロビックダンス、サイクリング、ゴルフ、オリエンテーリング、遠泳、クロスカントリー	短距離走、重量挙げ、ジャンプ、投てき、相撲、筋力トレーニング、シュノーケリング
ダイエット	有効	あまり有効でない
エネルギー源	脂肪	グリコーゲン（糖）

ダイエットに有効なのは、有酸素運動（エアロビクス）

それでは、ダイエットのためには、有酸素運動と無酸素運動のどちらを行なったらいいのでしょうか？

答えは有酸素運動、すなわちエアロビクスなのです。それは、なぜか？

講義1で、『ダイエットとは、体脂肪率を下げること』を学びました。つまり、脂肪を消費させるような運動が、ダイエットには適しています。エアロビクスは、①脂肪の消費量が多く、②安全性が高く、③長時間の継続性がある。ということで、ダイエットには最適の運動なのです。

ちなみにアネロビクス、たとえば100メートルダッシュのような激しい無酸素運動では、血糖や、筋肉や肝臓にあるグリコーゲンが使われ、脂肪はほとんど消費されません。

　ここで念のために確認しておきますが、エアロビクス＝エアロビックダンスだなんて思わないでくださいね。

　実は、中高年女性の方々を対象とした講演会などで、「ダイエットのためにはエアロビクスといわれる運動が効果的です」という話をします。すると、中高年の方からは、「私には、音楽に合わせて踊るなんて、そんな激しい運動はできないし、恥ずかしいです……。ほかに適当な運動はないものでしょうか？」

　というようなことをいわれることが多々ありました。

　まわりの受講生を見ると、多くの年輩の方々が同意してうなずいておられる。「そうか！」と思いました。元気で若い女性たちが、軽快な音楽に乗って踊り飛び跳ねる、かつては確かにあれを"エアロビクス"と称し、一時期大ブームになっていました。このイメージがあまりに強すぎるのですね。

　たしかに、このエアロビックダンスも、エアロビクスに含まれるひとつのスポーツ種目ですし、狭義ではエアロビックダンスを指してエアロビクスという場合があります。しかし本来、スポーツ科学の領域でのエアロビクスとは、"有酸素運動"、つまり全身を動かし、大量の酸素を消費しながら行なう運動のことをいい、前述したようにウォーキングや水泳、サイクリングなども含めた総称なのです。

　たとえば近所の散歩、あるいは、自転車に乗ってのお買い物、これらも立派なエアロビクスのひとつといえます。では、数あるエアロビックスポーツのなかで、具体的には何を選択し、どう実行すればよいのでしょうか？

有酸素運動のなかで有効なのは"ウォーキング"

　本講義では、エアロビクスのなかでもとりわけ『ウォーキング』をすすめています。背筋をまっすぐピッと伸ばし、腕を大きく振って軽やかに早足で

歩く、これがウォーキングです。

　"ウォーキング"と"散歩"は、まったくちがうものです。運動要素として、つまり歩くという動作としてはおなじなのですが、「歩く」という意識を強く持って、より積極的に行なうという意味において、"ウォーキング"と"散歩"とを、ここでは区別したいと思います。

　ただし、これまでほとんど歩いていなかった方、たとえば週に2〜3回しか家から外出しないなんていう場合には、まずは無理をせず、近所の散歩から始めて、少しずつ歩く"距離"と"時間"、そして"速さ"を高めていきましょう。

　自分の体と相談をしながら、無理をしない！　がんばらない！　というのがダイエットにはとても大切なことであると私は考えています。

　実際のダイエットにおけるウォーキングの効果、これは過去の受講者の方々から寄せられたデータが如実に語っています。

　たとえば、本講義受講生のM君（文学部1年・男性）は、ウォーキングのみの運動実践により約3ヵ月間で8kgの減量に成功しました。また、学外の講座での受講生、50歳代のTさん（男性）も1年間で12kgも体重を減少させ、登山ができるほどの体力がついたと喜んでいます。

　私はダイエットには、つぎの3要素が必要不可欠であると考えます。

---

①ダイエットへの効果が明らかにみられること（有効性）
②体に無理な負担がかからず、安全であること（安全性）
③毎日飽きずに長時間継続できるものであること（継続性）

　この『有効性、安全性、継続性』の3要素が、ウォーキングにはすべて含まれています。

　ちなみに、この3つの条件を満たすものであれば、ウォーキング以外のエアロビクスでもかまいません。自分の体力、運動能力、年齢、生活環境など、それぞれの置かれている状況から、実行可能なエアロビックスポーツを選択していただいて結構です。

　たとえば、大学生の場合は、ダイエットのためにジョギングをしている受

講生も少なくありません。ジョギングは、運動強度、つまり体への負荷も大きいですし、汗もたくさん出ますから「やった！」という充実感はたしかにあるものです。

しかし反面、固いアスファルトの上を走るときなどは、かかと、足首、ひざなど、下肢に思わぬ衝撃や負担がかかりますから、学生のような若い人たちにはよいのですが、肥満者や中高年者にはあまりおすすめできません。この点については講義7で詳述しましょう。

もうひとつ、ウォーキングをするにあたって注意してほしいことがあります。それはシューズなんです。「みなさんは、よいスポーツシューズやウォーキングシューズをはいて歩いていますか？」　よいというのはデザインがいいとか、色がいいとか、形がカッコイイとかではなく、"よいソール（靴底）"かどうかということなのです。

アメリカの生物力学の権威、スティーブン・サボティンクという学者が、「シューズのもっとも大事な機能は、衝撃を柔らかく受け止め吸収することであり、クッション性のないシューズは、足を繰り返される衝撃にさらし、将来大きな問題をひき起こす可能性を秘めている」と、述べています。

みなさんの家の周辺にある歩道は、ほとんどが舗装された固い道路でしょうから、ソールのクッション性も考えて靴選びをしましょう。

もうずいぶん前のことですが、善通寺市主催の講演会のときに、「私は健康のため、毎日草履をはいているのですが、これで歩いてもいいでしょうか？」という質問を高齢の女性の方から受けましたが、これは絶対やめてください。

昔の、舗装をしていない"土"の道ならよいのですが、草履でコンクリートの上を歩くというのは、下肢（かかと、足首、ひざなど）にかかる衝撃は、かなりのものになってしまいます。

また草履をはいての歩行は、どうしても"すり足"になりますから、運動学的に見ても、脂肪燃焼を高めるような歩き方にはなりません。

このようなことから、若干高価であっても、私は、足にあった機能性の高いシューズをおすすめしています。最近では、シューフィッターと呼ばれる靴の専門家がいるお店もありますから、このような人に相談するのもいいで

ウォーキングの目標は"一日一万歩"

　みなさんがダイエット日誌をつけはじめてから、3週間が経過しました。

　本書のオリエンテーションで約束した歩数計の携帯、そして記録は毎日やってますよね。さあ、それではこれまでの記録から、一日に歩いた歩数の平均値を出してみましょう。みなさん、どれくらい歩いていますか？

　本講義では、『一日の目標歩数は一万歩』に設定したいと思います。その科学的根拠はあとで説明をしますが、とにかくダイエットを目指すあなたは、毎日一万歩を歩くように努力してください。一万歩というと、少し早足で歩いても、およそ60〜90分かかるかと思います。

　みなさんが毎日携帯している歩数計、これを別名"万歩計"と呼ぶのも、一日に歩く目標値が一万歩だからなんだそうです。

　ところで、私たち日本人は、一日にいったいどれくらい歩いているのでしょうか？

　これについてはさまざまなデータがあり、それぞれの調査によって、数値に若干のバラツキがあるようですが、厚生労働省が2012年に発表した「平成22年国民健康・栄養調査結果の概要」によれば、男性7136歩、女性6117歩という結果で、女性のほうが平均で1000歩ほど歩数が少ないという数字になっています。

　男性でもっとも歩行数が多いのは20歳代で、一日に8322歩ですが、加齢とともに減っていき、70歳代男性になると4890歩と20歳代の6割以下にまで歩数が少なくなっています。

　いっぽう、女性でもっとも歩いているのは、驚くことに50歳代で7184歩という数字になっています。これは、20歳代女性の7104歩を上回っており、現代中年女性の"健康意識の高さ"の表われと捉えてよいのではないかと思います。しかし女性も男性とおなじように、70歳代になると3872歩にまで数字が落ち込んでしまいます。

つまり、目標値の一万歩に達するには、もっとも歩いている20歳代の男性でさえ約1700歩ほど少ないわけで、これを時間に直すならば、一日に約20分ほどの歩行時間を現在の生活に追加しなければいけないということになります。

　国が進める「健康日本２１（21世紀における国民健康づくり運動）」で、一日の歩数目標値は、成人男性が9200歩以上、成人女性が8300歩以上とされています。ですから、男女とも平均でおよそ2000歩ほど目標値に足りないということになります。

　本講義の受講生である大学生たち、彼らの歩数にもたいへんなバラツキがありました。よく歩いているのは、やはり電車やバスなどの公共交通機関を利用して通学してくる学生たちで5000～8000歩。つぎが大学の近所に下宿していて、徒歩で通ってくる学生たちで、3000～6500歩。そして、もっとも歩いていないのがマイカー通学や、バイク・自転車通学の学生たちでした。

　本学は、香川県でも県庁所在地の高松市からは35kmほどの距離があり、一般道を走行してきた場合、約1時間ほどかかります。

　地元の学生たちは、JRや私鉄の便があまりよくないこともあり、マイカー通学をしている学生が多くいます。そのため、大学には500台以上の車が停められるパーキングが完備されています。都会の大学では、ちょっと考えられないことですよね。

　このため、マイカー通学の学生にいたっては、家のガレージから大学の駐車場まで直行ですから、歩くのはキャンパス内の移動だけで、なんと一日に1800歩なんていう極端な歩行不足の学生もおりました。都会にある大学とはちがった、独特の生活環境が地方の大学には存在します。

　結局、毎日の学生生活のなかで、コンスタントに一万歩以上を歩いている学生は、運動部でランニングやジョギングをしている学生をのぞくと、残念ながらひとりも見つけることができませんでした。

　これは、学生に限ったことではありません。ここ四国讃岐の地では、大型ショッピングモールや、大型スーパーでの買い物が一般的になっており、どこのお店にも広大なパーキングスペースが存在しているため、買い物袋を下

げて舗道を歩いている人を見かけることはほとんどなくなりました。

　そのいっぽうで目立つのが、"シャッター通り"と揶揄されるような、店舗を閉めざるを得なくなってしまった、かつての駅前商店街のような小売店舗なのです。つまり、ご近所に歩いて買い物に行くのではなく、パーキングのある遠方のお店でショッピングをすることが当たり前になっている地方の現状があります。

　このような状況からわかるのは、現在の日本に住む私たちにとって、学生であれ、主婦であれ、サラリーマンであれ、"自ら"意識をして時間をとって歩かなければ、目標値の一万歩へは到達することが難しいという現実なのです。それくらい、私たちの生活は便利になってきています。

　とくに、この10年の状況を冷静に俯瞰すると、ますます歩かなくなっているように感じます。それはショッピングの形態がさらに変化し、お店へ行かなくても、インターネット等で品物が注文できる時代になったということです。家に居ながらにして、好きな食べ物でも衣類でも、本でも電気製品でも、あるいはレンタルのCDやDVDでさえ、ネットで発注することができるようになってきています。

　こういう状況下にあって、一日に一万歩を歩くということが、たいへん難しくなってきているのだ！　ということをしっかり認識してください。そして、歩かないという状況は、カントリーサイド、つまり……田舎（失礼！）であるほど、つまり公共の交通機関である電車や地下鉄を使わず、車で移動しなければいけないような地理的環境であればあるほど、歩行しない状況に陥っているのです。

　かくいう私も、ふだん四国では自家用車通勤ですから、ときどき、東京へ出張し飛行機からモノレール、そして山手線、地下鉄、あるいはバスと乗り継いだりすると、その日の夜には、ものすごく足の疲れを感じます。スポーツ科学を専門にする私でさえ、情けないことに、日常の歩行不足は否めません。

　ちなみに、東京へ出張すると、歩数は一日2万歩を越えたりします。これは満員電車のなかで立っていて、足を踏み換えているというような状況も含まれてはいるのですが、ともあれ都会に住む多くの人々は、地方に住んでい

る人たちよりも、歩かざるを得ない状況にあるという気がします。

「江戸時代の人は一日に３万歩も歩いていた！」という話を聞いたことがありますが、ホントでしょうか？ 「江戸時代にどうやって歩数を計ったの？」という疑問をまず私はもちました。ところが！！ ここ讃岐が生んだ天才、平賀源内の特別展を香川県立博物館で見たことがあるのですが、そこには、かの有名なエレキテルと並んで、歩数計が展示してありました。これには大変驚きましたが、調べてみると、ヨーロッパ製の歩数計を改良して「量程器」と呼ばれる歩数計を、源内が江戸中期にすでに作っていたようです。

まあいずれにしても、江戸時代の人々が、現代日本に住む人々よりも歩数が多かったことはまちがいがないでしょうね。

ウォーキングの時間を確保しよう

目標の一万歩が、けっこう高い目標値であることを、実感していただけたのではないかと思います。本講義の受講生でも、ほぼ毎日一万歩以上を実行できたのは、約３分の１程度でした。残り３分の２の学生たちは、週に３〜４日を確保するのがやっとでした。

この一日一万歩を確実に実行し、ダイエットに成功したＭ君の場合、彼は下宿から大学までを徒歩で通学していたのですが、それだけでは当然目標値に達しません。そこで授業の合間には下宿まで歩いて帰り、昼食もそれまでは学内の生協食堂で食べていたのを、時間があるときには下宿へ帰って作って食べるというように、とにかく学内で用事がないときには下宿までの道のりを往復するようにしたのだそうです。

これだけで、なんと彼は毎月平均2.5kgずつ減量し、最終的には約15kgもの体重が落ち、まるで別人のようになりました。彼の場合、ダイエットのための運動は、この下宿までの往復歩行のみでした。

このＭ君の例に見られるように、歩くための時間やチャンスを自らつくらなければ、目標の一万歩へはなかなか到達できません。ですから、自分の生活を、日誌をもとに振り返り、一週間のウォーキングスケジュールを作っ

てみてください。彼のように、日常生活での歩行時間を確保したパターンで、ダイエットに成功した学生たちは、これまで結構な数にのぼります。

比較的"空き時間"を確保しやすい学生にくらべると、社会人や主婦の方の場合には、日々のスケジュールが違ってくるかと思います。しかし、サラリーマンだったら、通勤の電車で降りる駅をひとつ手前の駅にして歩くとか、主婦だったらちょっと早起きをして朝食前にウォーキングをしたり、夕食後に歩くとか、それぞれ工夫しながら、確実に自分が歩ける"時間"を確保してください。

これまで長年の指導を通じて、受講生の日誌からわかったことは、週末のウォーキング時間確保の難しさでした。学生でさえ土・日曜日は、歩数がガクンと落ちこんでいました。週末こそ、外へ出てさっそうと歩きたいものです。

ただし、ウォーキングを始めて、もし筋肉痛などの疲労が残るようでしたら、週末はお休みにしてもかまいません。自分の体と相談をして決めてください。

ダイエットの基本は『継続』なのです。明日もまた今日とおなじように、あるいは今日よりもっと多くできるくらいの肉体的・精神的な余力を持って取り組みましょう。けっしてあせることはありません。

▍トレーニング機器を使ってダイエット

屋外でのウォーキングを推奨していると、ときどき「私は肌が弱くて、強い日差しに長くあたることができないんです……」といった相談を受けることがあります。

本講義での運動メニューの中心は、屋外でのウォーキングですから、これは直射日光を浴びることができない人にとっては非常に深刻な問題です。とくに5月から梅雨入りまでの四国の日差しは非常に強く、数時間もあたっていると真っ黒に日焼けしてしまいます。肌があまり強くない人だったら、それこそ真っ赤に腫れ上がる危険性があります。また、最近では皮膚ガンへの

対策として、必要以上に紫外線を浴びないというのが一般的な傾向です。

そこで、屋内での運動方法として、室内でのウォーキングやトレーニング機器の使用をおすすめしたいと思います。

体育館やトレーニングジムなどでは、室内ウォーキングコースが設置してあるところがあります。また、プールでの歩行、いわゆる水中ウォーキングなども一般的に実践されるようになってきました。紫外線を浴びず、また自動車や自転車との衝突等にも心配することなく歩けますから、高齢者や極度肥満の方にはおすすめです。

四国学院大学には、ふたつのトレーニングルームのほかに、『測定研究室』という部屋があります。学生たちはここで、身長、そして「体組成計」を用いての体重や体脂肪の測定、また「トレマックス」という筋力測定計を用いての全身各部位の筋力計測、あるいは「筋電計」を用いての筋肉の活動電位測定、「動体視力計」を用いての動く物体に対する視力計測、そしてメジャーリーガーのイチロー選手も使用していたと言われている「シンガン」という動体視力の測定及び訓練機器、また「ジェットスター」という走速度を計る光電管などなど、さまざまな身体能力・運動能力測定装置を用いて自らの身体状況を把握しています。

▲ トレマックス測定数値計

トレマックス（筋力測定機器）▶

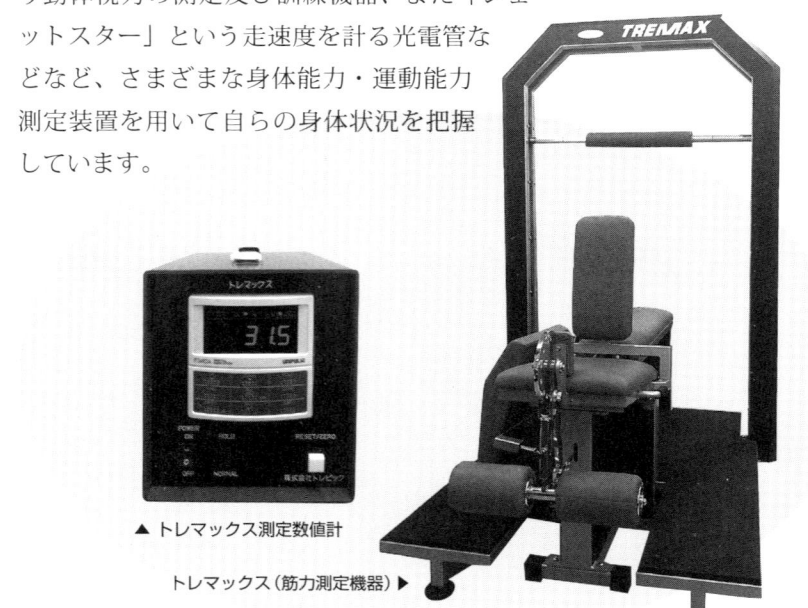

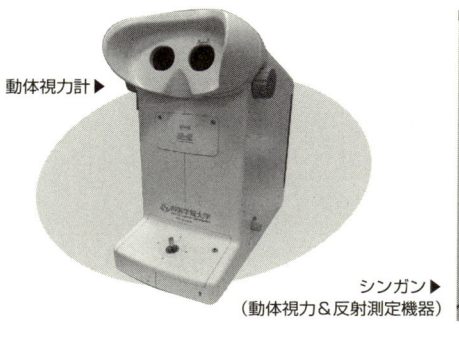

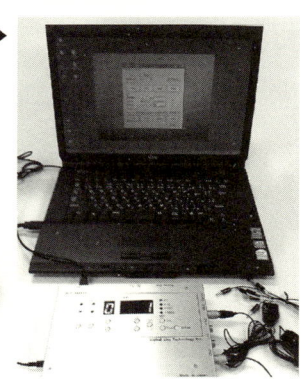

ウォーキング&トレーニングの実際　講義4

動体視力計▶

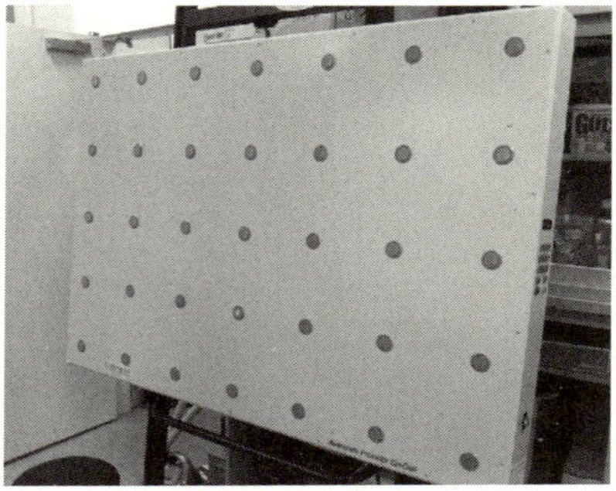

シンガン▶
（動体視力＆反射測定機器）

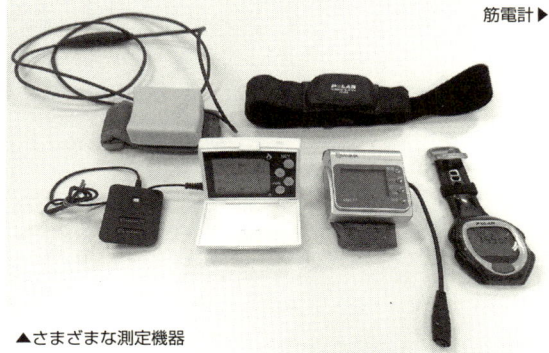

筋電計▶

▲さまざまな測定機器

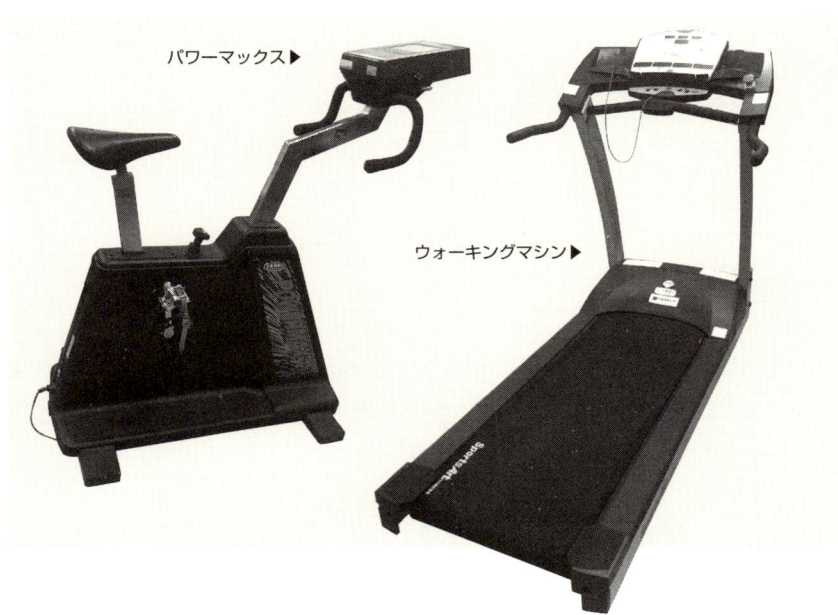

パワーマックス▶

ウォーキングマシン▶

さらに運動能力の測定及びトレーニング機器として、「パワーマックス」という無酸素パワーとスピード持久力の向上を図ることができるエアロバイク型の特定トレーニング機器、あるいは時速20kmくらいまでのスピードでベルトが回転する「ウォーキングマシン」などがあります。
　屋外を歩くのに何か支障がある場合、あるいは天気が悪くて外へ出られないときなどには、このようなトレーニング機器を使うのもひとつの方法だと思います。
　とくに、極度の肥満で歩くのがつらい方の場合にはエアロバイクがおすすめです。これは要するに自転車のペダルこぎですから、上体の体重はサドルで支えられ、足（下肢）への負担はそれだけ減りますし、下肢の重さがペダルを踏み下げる力にもなりますので、歩行がむずかしい方には適した運動であるといえます。ペダルをこぐ速さにもよりますが、大学生であれば、40～60分くらいがウォーキング一万歩にあたります。
　また、センサーによって心拍数を計り、トレーニングメニューを内蔵コンピュータが提示してくれますので、安全面からもおすすめできます。ただし、数万～数十万円はする高価なものなので、自宅用の購入にはそれなりの出費と、バイク1台分を屋内に設置するスペースが必要となります。
　この10～15年ほどで、全国に会員制のスポーツクラブがずいぶん誕生しました。
　毎月一定の会費を払うことにより、いつでも好きなときにトレーニングをしたり、水中ウォーキングをしたり、またスイミングやダンス系エクササイズなどができます。運動後には、サウナに入ったりお風呂で汗を流すこともできますので、フィジカル（身体的）な面だけでなく、メンタル（精神的）な側面からもよい効果が期待できます。
　また、市営や町営など公共のスポーツ施設なども住民サービスの一環として、設備内容を充実させてきており、数百円の使用料でトレーニング機器などが使えるトレーニングルームなどがありますので、こういった公共施設を計画的に利用するのも賢明な方法でしょう。

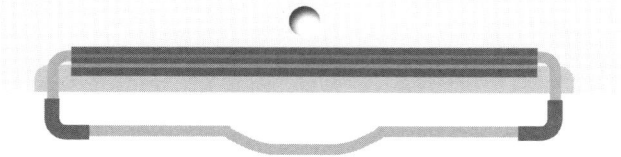

講義4のまとめ

①運動には有酸素運動と無酸素運動がある

②ウォーキング、ジョギング、エアロビックダンス、サイクリング、ゴルフ、遠泳など有酸素運動がダイエットに有効

③エアロビクスのなかでもとりわけウォーキングが有効

④ダイエットには
「ダイエットへの効果が明らかに見られること」
（有効性）
「体に無理な負担がかからず、安全であること」
（安全性）
「毎日飽きずに長時間継続できるものであること」
（継続性）
この3要素が不可欠

⑤ウォーキングの目標は一日一万歩

⑥公共の交通機関のない地域ほど、歩行しない

⑦ウォーキングの時間を確保することに努める

⑧トレーニング機器を有効利用する

講義 5　肥満と食事・ドリンクの因果関係

■ 摂取エネルギーと消費エネルギーのアンバランスが肥満をつくる

　私たち人間は、食事をとることによってエネルギーを体内に"摂取"しています。そしてその摂取したエネルギーを使って、生命を維持し、あるいは日々の生活や活動をして、今度はエネルギーを"消費"しています。つまり、生きているかぎり人間は、この"摂取"と"消費"を繰り返しているわけです。

　ダイエットとは、この食事としてとった"摂取エネルギー"と、身体の維持や活動によって使う"消費エネルギー"のバランスを変えることによって、体重・体脂肪をマイナスへ変化、つまり減少させていくことだといえます。

　それは簡単な算数です。『摂取エネルギー － 消費エネルギー』の値が減少、つまりマイナスになれば、具体的にいうと食べたカロリーよりも、運動などで使ったカロリーが上まわれば、かならずヤセてくるということなのです。

　ところで、摂取エネルギー、言い換えれば"食べる量と質"が、人によってマチマチであるというのは、みなさん経験上わかると思いますが、消費エネルギーはどうなのでしょうか？

　実はこの消費量というのも個人差が非常に大きく、年齢や性別、体格、そして生活活動の強度によっても大きく違ってきます。ですから、その消費エネルギーの個人差によって、みんなとおなじように食べていても太ってしまう人と、どんなに食べても太らない人がいるわけです。

　私たちが一日に消費す

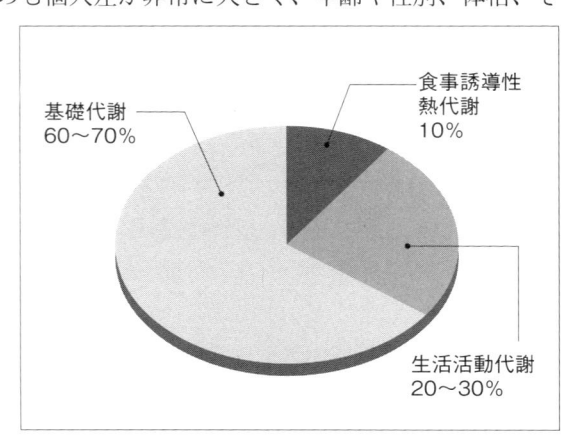

るエネルギーの内訳というのを円グラフで表わすと図のようになります。

「基礎代謝」とは、安静にしていても、つまり何もせず横になっているだけでも消費されるエネルギーをいいます。この基礎代謝は、呼吸や血液循環、体温の維持など、生命を維持するために必要なもので、全体の消費カロリーの60〜70％を占めています。これは、年齢や性別、体重によっても異なり、年齢を重ねるにしたがって、消費量が低下してきます。

「生活活動代謝」とは、日常生活や運動で消費されるエネルギーで、これは重労働をしたり、激しい運動をしたりするとすぐに上昇しますので、とても変動的なものです。

「食事誘導性熱代謝」とは、食物摂取によって発生する熱のことをいい、一日に消費するエネルギーの10％程度が、これにあたるといわれています。食べることがエネルギー消費になるなんて驚かれるかもしれませんが、私たちが食事をすると、数時間にわたってエネルギーの代謝効率が上がり、消費量が増加します。

これは摂取された食べ物に含まれる栄養素や、その他の成分によって異なるのですが、炭水化物や脂肪の場合には、吸収された量の8〜10％が、そしてタンパク質では約20％が熱として発散されます。主食であるお米やパンなどの炭水化物よりも、肉や魚などのタンパク質のほうが産熱効果が大きい、つまり太りにくいのです。「タンパク質を含む食材がダイエットに適している」といわれる理由は、実はここにあります。

ダイエットをめざす若い女性が、食事制限によって「肉や魚」などのタンパク質を食べなくなってしまうと、この食事誘導性熱代謝が下がってしまいますので、結果としてダイエットに失敗してしまうわけです。

あなたの食べたものが熱に変わりやすいかどうかは、食後、体が温かくなったり、汗をかいたりすることでわかります。たとえば辛いカレーを食べたときなどにこれを実感できますよね。香辛料がきいた辛い食べ物は熱として変わりやすく、脂肪としては蓄えられにくいのです。

ひと昔前、"唐辛子ダイエット"なるものが、流行しました。たしかに唐辛子に含まれる辛み成分「カプサイシン」は、脂肪燃焼を高めるということで、ダイエットに有効な成分として知られています。でも、ここに落とし穴

があります。みなさんも経験のあることだと思いますが、辛い食べ物は食欲を増進させます。ですから、ダイエットのために辛い食事をとると、ついつい食べすぎてしまうのです。これではまったく意味がありません。

また、いくら唐辛子がダイエットに効果的だからといって、このような刺激物ばかりを食べていては、当然、胃や腸などの内臓に負担がかかり、逆に体を壊してしまうという危険性さえあります。

この"唐辛子ダイエット"が流行した頃、いつもバッグのなかに「一味唐辛子」を持ち歩く女子がいて、どんな食事にでもそれを振りかけて食べた結果、味を感じる「味蕾」という舌の器官が壊れてしまい、味覚がなくなってしまったなんていう報道もされました。いくら辛い物が好きでも、そしてダイエットのためとは言っても、"限度"があるということをわきまえておきましょう。

このような『単品ダイエット』の問題点については、講義12で述べることにします。

"中年太り"はなぜ起こる

「中学生のときはすごく細かったのに、クラス会で会ったときには、太っちゃって誰だかわからなかったよ」なんていう話、よく聞きますよね。なぜ年をとるにつれて、とくに中年になると太ってくるのでしょうか？

この答えが、前述の「基礎代謝」に隠されているのです。つぎの表は、厚生労働省の示している『日本人の栄養所要量』の一部です。

表中の基礎代謝量を見てみると、1歳から順に、年をとるごとに基礎代謝量が増えていき、そのもっとも数値の大きくなっているピークが、男子で15〜17歳のとき（1610キロカロリー／日）、女子では12〜14歳のとき（1340キロカロリー／日）になっているのがわかると思います。そしてその後、基礎代謝量は年齢とともに下がってきています。いわゆる"育ち盛り"といわれる時期は、このピークのころですよね。

また、表中に基礎代謝基準値というのがありますが、これは体重1kgあ

たりの基礎代謝量のことで、男女ともに1歳のときの数値がもっとも高く、その後、徐々に減少してくることがわかります。これは私たち人間が、赤ちゃんから乳児、幼児へと、驚異的なエネルギーを吸収しつつ体を大きくし、成長していくさまを物語っています。

▼成長期及び生活活動強度Ⅱにおける基礎代謝量

年齢(齢)	男				女			
	基準体位		基礎代謝基準値(kcal/kg/日)	基礎代謝量(kcal/日)	基準体位		基礎代謝基準値(kcal/kg/日)	基礎代謝量(kcal/日)
	身長(cm)	体重(kg)			身長(cm)	体重(kg)		
1〜2	83.6	11.5	61.0	700	83.6	11.5	59.7	700
3〜5	102.3	16.4	54.8	900	102.3	16.4	52.2	860
6〜8	121.9	24.6	44.3	1090	120.8	23.9	41.9	1000
9〜11	139.0	34.6	37.4	1290	138.4	33.8	34.8	1180
12〜14	158.3	47.9	31.0	1480	153.4	45.3	29.6	1340
15〜17	169.3	59.8	27.0	1610	157.8	51.4	25.3	1300
18〜29	171.3	64.7	24.0	1550	158.1	51.2	23.6	1210
30〜49	169.1	67.0	22.3	1500	156.0	54.2	21.7	1170
50〜69	163.9	62.5	21.5	1350	151.4	53.8	20.7	1110
70以上	159.4	56.7	21.5	1220	145.6	48.7	20.7	1010

※日本人の栄養所要量「厚生省」

では、この表から、実際にどれくらい基礎代謝量が減ってくるのかを見てみましょう。

たとえば女子の大学生（18〜22歳）の基礎代謝量は1210キロカロリーですから、これを中学生時代のピーク時の1340キロカロリーとくらべると、一日あたり130キロカロリー、つまり約10％消費カロリーが減ってきていることがわかります。

ですから、育ち盛りのときとおなじように、大学生になっても食事をとりつづけている場合には、肥満につながっていく可能性が高いのです。とくに、

中学・高校と運動部に所属し、毎日体を動かしていた学生が、大学に入って突然スポーツをやめてしまった場合など、一気に肥満体になるということがめずらしくありません。

　毎日の食事習慣というのはすぐには変わりませんから、食べる量つまり摂取カロリーはほとんど変わっていないのです。ところが、年齢とともに基礎代謝が減ってくることに加えて、運動をやめているわけですから「生活活動代謝」が一気に減少してくる。その結果、急激な体重増加ということに陥るのです。私たちの悩み、"中年太り"も同様の理由で起こってきます。

　たとえば、50歳代の女性の基礎代謝量は、1110キロカロリーに下がってきています。ピーク時にくらべると、なんと230キロカロリー減、約17％も一日あたりの基礎代謝が落ちてきているのです。

　さらに、過去のさまざまな調査でも明らかになっているように、多くの日本人が運動不足を感じているという現実があります。私たちの生活はますます便利、快適になってきていますから、体を動かしてエネルギーを消費する機会が減る、つまり「生活活動代謝」自体もどんどん落ちてきているわけです。

　このように、年齢を重ねるにしたがって私たちは、「基礎代謝」「生活活動代謝」の両方のエネルギー消費の減少から、"中年太り"になっていくということがおわかりいただけるかと思います。

■ つらい食事制限は長つづきしない！

　みなさんがダイエット日誌をつけはじめて、はや4週間が経過しました。さあ、ではこれまでの食事を自己評価してみましょう。

①朝食はきちんと食べていますか？
②間食をとりすぎていませんか？

　いかがでしょうか？　ダイエットに取り組みはじめてから、あなたの食生

活は正しい方向へ変化しましたか？

　以上の２項目が、この４週間で改善されたのであれば、現時点では一応合格です。でも、もしかすると、「ダイエットを決意したとき以上に体重が増加してしまった！」なんていう人がいるかもしれません。そういう人は、もう一度食生活を点検してみる必要があります。ダイエット日誌をもとに振り返ってみましょう。

　本講義では、極端な食事制限は求めません。それは肉体的にも精神的にも、無理がかかるような"つらい"ダイエットを実践しても長つづきがしないし、それどころか、ついには緊張の糸が切れ「もう、や〜めた」と、もとの体重に戻してしまう、いわゆるリバウンドに陥る危険性があるからなのです。

　これまで、四国学院大学の授業『ダイエット講義』においても、私は学生たちに「食べちゃダメ！」ということは一言もいいませんでした。「食べたかったら食べてもいいよ。でも、**食べた分は、体を動かして、きっちりカロリー消費しましょうね！**」と申し添えるようにしています。

　とくに20歳前後の学生たちは、食欲が旺盛です。お酒の味も覚え、これまでの家庭料理では見たこともなかったような料理を、外食としてとる機会も増えてくるでしょう。それらをすべて「食べちゃダメ！」なんていうのはムリです。ですから、食べたいものは食べる。しかし、それをきちんと"記録し・自覚し・考える"という"習慣をつける"、この一連の流れがとても大切になってくるのです。

　そもそも、『肥満』になったのは、長年の食生活を経過した末の、まさに時間を積み重ねてきた結果なのですから、『ダイエット』もそれなりの時間をかけて、じっくりと取り組んでいかなければならないと考えます。

　いうなれば、『肥満は一日にしてならず。そしてダイエットも一日にしてならず』なのです。

■ 炭酸ドリンクも立派な"間食"

　本講義受講生のＳさん（社会福祉学部３年・女性）のケースを、ここで紹

介しましょう。

　彼女は、非常にまじめな学生で、卒業後は社会福祉関係とりわけ老人福祉の分野で仕事をしたいという希望を持っていました。ダイエットの取り組みも、その人柄どおり、極めてまじめで真剣だったのですが、ところがなかなか体重・体脂肪率が落ちませんでした。

　自宅生で、朝食を含め3食をきちんと低カロリーで食べていますし、食事の時間も規則正しいのです。また、坂出市の自宅から約30分をかけての電車通学で、家と駅までの往復の歩行と、加えて夕方のウォーキングも習慣化していましたので、毎日欠かさず一万歩以上を達成していました。もともと間食の習慣はなく、お菓子やケーキなどはほとんど口にしていませんでした。

　このような状況なのに、なぜダイエットの成果が現われてこないのか？他の受講生たちが順調に体重・体脂肪を落としているのを横目で見ながら、真剣に悩む彼女でした。

　そこで、ダイエット日誌をもとに、Ｓさんと面談をし、一日の行動、および食事内容を説明してもらいました。その結果、彼女の日記には、大きな記入モレがあることがわかったのです。

　それは、ほぼ毎食ごとに飲むジュース、そしていつもバッグに入れて持ち歩いているドリンクの存在でした。彼女はいわば"清涼飲料水中毒"ともいえるような状態で、毎食ごとにオレンジやグレープ果汁のジュースを飲むのはもちろんのこと、500mlのペットボトル入りの飲料水系ドリンクを、口が寂しくなったときなど、ことあるごとに飲まずにはいられないという状態に陥っていました。

　Ｓさんは、コーラやサイダーなどの炭酸飲料が、多くの糖分を含んでいて高カロリーであるという認識は持っていましたので、こういった炭酸系ドリンクはまったく飲んでいませんでした。ところが！　バッグに携帯していたドリンクは、いわゆる健康系の飲料水で、1本（500ml）で150キロカロリーありました。

　もちろん、ただの水つまりミネラルウォーターであれば、カロリーはゼロです。しかし、こういった健康系の飲料水は、一見"ただの水"の部類に思われがちですが、実は、フルーツ系の香料やビタミンそして糖質が含まれる

肥満と食事・ドリンクの因果関係　講義5

ため、結構高カロリーなのです。

　Sさんは、「健康によさそうだし、水分補給もできるし、熱中症の予防もかねて積極的に飲んでいたんです……。」と哀しそうに言っていました。ちなみに、彼女が食事ごとに飲んでいた果汁系ジュースの合計が1日約500ml、そして携帯していた健康系飲料水が500〜1000ml、これら合計1リットル以上のドリンクをメーカーの成分表からカロリー換算すると……、なんと！　毎日500〜800キロカロリーものカロリーをドリンクのみから取っていたことがわかりました。これは、おにぎり3〜4個分（コンビニの塩おにぎり1個が150〜180キロカロリー）にも匹敵しますから、ゆうにご飯一食分ものカロリーになるのです。

　つまり、Sさんがヤセられない理由は、この常習化した清涼飲料水の多飲が原因でした。

　ドリンクを間食とは考えない。これは、彼女にかぎったことではなく、これまで指導してきた他のダイエット講義受講生にも共通して見られました。たしかに、"食べる"と"飲む"とをくらべた場合、"食べる"のほうがカロリーを多くとっているような錯覚に陥りがちです。しかし、実際のところは、"飲む"というのは、液体であるがゆえに大量に摂取可能ですから、ドリンクでとっているエネルギー量もバカにならないのです。

　私たち日本人には、伝統的にお茶を飲む習慣があります。それは、体内の水分量保持という側面からも、とてもよい摂水習慣です。ところが、子どもや若者のなかには、水やお茶ではなく、ジュースやスポーツドリンクなどの清涼飲料水におきかえて、水分補給してしまっているという残念な現実があるのです。

　次のページの表に示しているように、実はドリンクのなかには、大量の砂糖が入っているものも少なくありません。

　ウーロン茶やブラックコーヒー、また緑茶やストレートティーなどの、砂糖が入っていないものはカロリーゼロです。しかし、もしそれが、砂糖とミルク入りのカフェオレタイプであれば、1本500mlで220キロカロリーもあります。

　また、スポーツドリンクは、"魔法の水"のように勘違いをしている人が

ときどきいますが、これもペットボトル1本500ml あたり100キロカロリー前後はあるのです。含まれる糖質量も約30gほどあり、実はこの量はコーヒーや紅茶に入れるスティックシュガーが1本およそ3gですから、その10本分にもあたるのです！　ですから、多くのトップアスリートたちは、運動中にいわゆるスポーツドリンクをそのまま飲むことはしません。

また健康的な野菜ジュースの類にしても、カロリーを調べると1缶（約200ml）あたり60〜70キロカロリーあります。

▼ドリンクの糖質量とエネルギー（ペットボトル1本・500ml換算）

		糖質（g）	容量（ml）	エネルギー（Kcal）
A社	コーラ	50.0	500	195.0
B社	清涼飲料水	30.9	500	160.0
C社	スポーツドリンク	31.0	500	135.0
D社	スポーツドリンク	25.0	500	95.0
E社	レモンティー	33.5	500	135.0
F社	カフェオレ	45.0	500	220.0
G社	野菜ジュース	39.3	500	167.5
H社	ウーロン茶	0	500	0
I社	ブラックコーヒー	0	500	0

このようなことから、『糖質の入ったドリンクは間食』ということをしっかりと認識してください。もちろん、ダイエット日誌にもきちんと"間食としてのドリンク類"を記録するようにしましょう。もしかすると、あなたの肥満の原因は、この"間食"にあるかもしれないのです。

ただし、ドリンクの糖分量やカロリーを気にするあまり、運動中の水分補給を忘れてはいけません。現在では、ウォーター・ローディング（Water Loading）略してW. L. という考え方が主流になってきています。W. L. とは、直訳すると"水を詰め込む"とか、"積み込む"という意味で、積極的に体内に水分補給をする方法をいいます。

実は私たちの体はスポーツ中以外でも、利尿や発汗によって時々刻々と水分が失われています。それをこまめに水を飲むことで補い、身体の組織がつねに水で満たされた状態を保つという考え方で、練習中や試合中だけではなくて、その前からちょっと多めに水分を体内に補給しておくようにするわけです。
　たとえば、サッカーの試合などで、選手がことあるごとにピッチにおいてあるボトルから水をこまめに飲んでいる姿を見かけますよね。プロ野球でも、ベンチが映し出されたときによく見るとわかるのですが、選手は紙コップでドリンクを飲んでいます。
　ずいぶんスポーツ選手の様子も変わったものだなあと思います。昔は、運動中には絶対に水は飲ませてもらえませんでした。これは、現在では完全否定されています。
　水分補給は、身体から汗としてでた分を補うというのが基本になります。ですからスポーツをするときには、水筒（スポーツ用のプラスチックボトルでOK）にそれぞれが自分の水を持って、練習や試合に飲むというのはとても大切なことです。また、それよりも前に、つまり試合前日の晩や当日の朝などにも、少し多めに水分を補給し、体を多めの水分で満たしておくというのもとても重要なことなのです。
　このような水分補給の習慣がついてくると、ガブ飲みはしなくなりますし、どれくらい飲めばスポーツをするのに支障がないかもわかってきます。慣れてくれば、水を飲みすぎてトレーニングができないなんていうことはありません。
　ところで、「ヤセるために運動中は水分補給はしない！」なんていう人がいますが、これは大きなまちがいです。炎天下でしたら熱中症になる危険がありますし、体内の水分が減って体重が落ちたとしても、そんなのは水を飲めばすぐにまた元へ戻ってしまうのです。大切なのは体内の"水分量"を減らすことではなく、"脂肪量"を減らすことです。これは絶対に混同しないようにしましょうね。

■水分補給するのなら"ただの水"で充分

　それでは何を飲むかなのですが、1時間以内のエクササイズでしたら、水道水で充分です。しかし、私たちの体内への吸収率から考えると、若干の塩分を含んだもののほうが、体へ入りやすいことがわかっています。

　われわれの体は、0.9％の塩分濃度を含んだ体液で満たされています。ですからこれに近い塩分濃度になればよいのですが、実験データでは0.9％の半分の濃度、0.45％でも吸収の速さは変わらないようです。つまり、200ccの水に約1グラムの塩を溶かせば、0.5％になりますから、これを飲めばよいということになります。

　実はスポーツドリンクというのも、もとはただの塩水なんですね。ところが、塩水というのは余計にノドの乾きというのを感じてしまいます。そこでそれを打ち消すために、それ以上の砂糖などの甘味料を含んでいる場合があるんです。ですからスポーツドリンクを飲みすぎると太るわけです。

　ちなみに、本学の運動部員たちが飲んでいるのは、いわゆる市販のアイソトニックといわれるスポーツドリンクではありません。塩分・糖分濃度が約半分の、ハイポトニックと呼ばれるものを試合中などには摂取しています。

　若いお母さんが、子どもにペットボトル入りのスポーツドリンクを与えて日常的に飲ませるというのは、よくあるケースだと思いますが、これに含まれる砂糖が原因で肥満になる子どもが増えていると報告されています。『ペットボトル症候群』などと呼ばれますが、これはとても深刻な問題です。夏の炎天下で、幼児に大量のスポーツドリンクを摂取させると、急性糖尿病に陥ったりすることもあるので、多飲には注意が必要です。与えていいのは、発熱をしたときとか下痢をしたとき、また熱中症予防のためにW.L.を行なう場合など、適度にそして上手に与えることが大切です。

　ではスポーツ中には何を飲んだらよいのでしょうか？　本学で、おすすめしているのは、お茶です。日本代表の某女子マラソン選手が、給水のときに使っていたのは水だしの緑茶だったといいますし、プロ野球の某チームでも選手の健康管理の一貫として、試合中にもお茶が飲まれているようです。このお茶はルイボスティーというアフリカ原産のマメ科の植物の葉から作った

ものですで、カフェイン含まず、他の有効成分、ビタミン類などを多く含むということで、スポーツ界のみならず、さまざまな方面から注目され、一般的に知られるようになりました。

私の個人的見解をいわせていただければ、麦茶で充分だと思います。本講義の受講生たちにも、水筒に麦茶を入れて持ち歩くことを提唱し、多くの学生たちが実行しています。彼らは「自分のお茶を持っているので、自動販売機やコンビニなどで、炭酸飲料や甘いジュースの類を飲む機会が少なくなった」といっています。

ちなみに、糖分を多くとりすぎると、肥満につながるだけではなくカルシウムの摂取も妨げてしまう、つまり骨が弱くなり骨粗鬆症になってしまう危険性があるといわれています。また、成長期の子どもは、骨の成長つまり身長の伸びに悪影響を与える可能性すらあります。ですから、ドリンクに含まれている糖分量には気を配るようにしましょう。

ところで、「四国学院大学の硬式野球部が、練習中に飲んでいるのは何ですか？」という質問をときどき受けます。ちまたでは、スペシャルドリンクを飲んでいるといわれているようですが……、実は！　ただの水です。普段の練習は、水で充分なのです。

以上のようなことから、できるだけ糖分量や脂肪分の少ない低カロリーの、あるいはカロリーゼロのドリンクを摂取して、運動中の水分補給は確実に実行してほしいと思います。携帯するウォーターポットの中身は、かならずしもスポーツドリンクである必要はなく、ノンシュガーの飲み物、たとえば麦茶、あるいは水道水でもOKだということは知っておいてください。

■ 間食は一日に一回だけにしよう

ところで、みなさんはドリンク以外に、どのような間食をとっているのでしょうか？

平成21年3月に発表された内閣府の「大学生の食に関する実態・意識調査」によれば、大学生で朝食を毎日食べているのは61.1％という数字です。

では、残りの4割近い学生たちは、朝食を食べない日は昼食まで何も食べていないのでしょうか？

調査してみると、お昼までにお腹がすいたとき、学生たちは清涼飲料水を飲んだり、ちょっとしたお菓子をつまんだりしていました。また間食として、クッキーやビスケット、ポテトチップスなどのスナック菓子をよく食べていました。最近のお菓子というのは、小さなかわいいパッケージに入っていますので、それをバッグに持ち歩いて、授業の合間などにパクッとやる。このような光景をキャンパスでよく目にします。

そして空き時間には、大好きな甘いドリンクを一本飲み干してしまう……。これでは太らないほうがおかしいのです。ちなみに、80～150g程度の小箱や小袋にはいったクッキーの類でも、なんと200～600キロカロリー（おにぎり1～4個分！）もあるのですから、食事一食分に充分に匹敵してしまいます。

以上のようなことから、ダイエット講義においては間食に注目したいと思います。

そこで、今日から『間食は一日一回』を提案します。すべて間食をやめなさい！　などとはいいません。ときにはすごく甘い物も食べたくなるでしょうし、炭酸がシュワーッときいたコーラも飲みたいですよね。ですから、それは止めません。

でも、"一日に一回だけ"にするよう努力しましょう。それでも、もし2回、口にしてしまったら、それは正直にダイエット日誌に記録しましょう。そして、翌日、あるいは翌々日に、その分のカロリー摂取を控えめにすれば、それでOKです。

とにかく、繰り返すようですが、変に"無理をしない""がんばらない"ことがダイエットのコツなのです。もしあなたが、これまで一日に4回の間食をしていたのだとしたら、今日からはそれを2回に、そして来週からは1回にというように徐々に減らしていきましょうね。

「本当にそれでヤセるの？」という声が聞こえてきそうですが、これだけでもかなり大きな効果が期待できるのです。

受講生のW君（文学部4年・男性）は、間食をやめただけで、1ヵ月間

に 2kg も体重が落ちたのです。もっとも彼の場合、下宿でゴロゴロしながら、ポテトチップス一袋（527キロカロリー）を毎日平らげてしまうという典型的な"カウチポテト"族だったんですけれどもね……。

「水を飲んでも太ってしまう!?」と公言してきたあなた、あなたは本当は"間食"で太っていたのではありませんか？

■ 食事の正しいとり方とは？

ところで、一日三食の正しい食事のとり方とは、どのようなものなのでしょうか？

その答えを出す前に、肥満者が共通して持っている食べ方の特徴をまとめてみましょう。これら「肥満型の食事様式」は、アメリカの精神医学者などを中心として、さまざまな調査研究がなされているのですが、それらをまとめてみると、つぎのようになります。

> ①ドカ食い、早食い、ムラ食いが多く、食事が不規則である。
> ②身のまわりにいつも食べ物がおいてあり、間食をよくする。
> ③アルコール類、あるいは糖分の入ったドリンク類をよく飲む。
> ④朝食は食べないか、食べても少量で、そのかわり晩にダラダラ食べたり、夜食を食べる傾向がある。
> ⑤空腹、満腹に関係なく食べる傾向がある。また、残さずに全部食べてしまう傾向がある。
> ⑥ストレスの発散を食べ物に求める傾向がある。
> ⑦偏食で、自分の好きなものしか食べない傾向がある。

さあ、みなさんの食事はいかがでしょうか？　この7項目に心当たりはありませんか？

では、正しい食事のとり方とは、どのようなものでしょう？　答えは簡単、以上のような"肥満型の食事様式"ではない、この7項目にあてはまらない

食事の仕方をすればよいのです。まとめてみると、つぎのようになります。

> ①よく噛んで、ゆっくり食べる。
> ②朝食をしっかりとり、夕食は軽めにする。
> ③就寝前3時間は、食べないようにする。
> ④間食はできるだけ少なく、低カロリーのものにする。
> ⑤ムダ食い、ながら食いをしないようにする。

「な～んだ、あたりまえのことじゃないの」と、いわれそうなのですが、そのとおり、いってみれば当然の事柄ばかりなのです。

本講義においては、現時点でみなさんに求める"食事コントロール"は以上の5項目のみです。これらをしっかりと守っていただければ、それで充分です。

世間にあふれている多くのダイエット本を見てみると、「毎食ごとの摂食カロリーを計算して……、一日の総カロリー数がいくつで……」などというのを、当然のごとく書いてあるものがあります。でも、毎回食べたもののすべてのカロリーを計算するなんて、この忙しい世の中において、すべての人に本当に可能なのだろうか？　と私は思ってしまいます。

もちろん、そこまでしなければ、つまり摂取カロリーをすべて細かく計算し、記録していかなければいけないような"危険"な肥満状態にある方、あるいは糖尿病などの生活習慣病を患っている方、などは別の話です。

でも軽度肥満の方だったら、とりあえず以上の5項目をしっかりと実践していただければ、かならずダイエット効果は現われてくると私は確信しています。

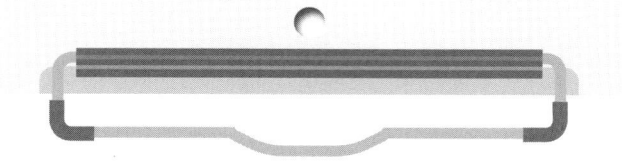

講義5のまとめ

① 消費エネルギーが摂取エネルギーを上まわればヤセる

②「肉や魚」を制限することにより、食事誘導性熱代謝は下がりダイエットに失敗する

③ 唐辛子の「カプサイシン」は、脂肪燃焼を促すが、食欲も増進される

④「基礎代謝」「生活活動代謝」のエネルギー消費の減少から中年太りへ

⑤ 肥満は一日でならず。そしてダイエットも一日にしてならず

⑥ 糖質の入ったドリンク類は間食である

⑦ 間食は一日に一回

⑧ 正しい食事のとり方
　（1）よく噛んで、ゆっくり食べる
　（2）朝食をしっかりとり、夕食は軽めにする
　（3）就寝3時間は、食べないようにする
　（4）間食はできるだけ少なく、低カロリーのものにする
　（5）ムダ食い、ながら食いをしないようにする

講義 6 # 肥満とメタボリックシンドローム

■ 肥満が原因の恐ろしい生活習慣病

　太っている人と話をしていると、すでにヤセることを放棄してしまい、"開き直り"ともとれるような発言をされることがあります。

　たとえば「私は食べることが何よりの楽しみなので、太っていてもいいんです」とか、「ヤセているよりも太っているほうが、かっぷくがよくて、裕福そうでしょ？」とか、「太っていても健康だから何の問題もないんですよ」あるいは「人に迷惑をかけているわけじゃなんですから、ほっといてください！」などなど……。

　それぞれが太ってしまっていることの理由、あるいは"言い訳"を述べられます。まあ、その言い分が理解できないこともないのですが、でも実際のところ、肥満によって自分の体に何が起こっているのか？　あるいは今後、何が起こり得るのか？　さらに、医学的・統計学的にどんなマイナスの可能性があるのかを、自分自身がきちんと知っておかなければいけないと思います。

　さて、では"肥満"であることによって、体にはいったいどんな問題が起きてくるのでしょうか？　まとめると、つぎのようになります。

①糖尿病にかかりやすくなる（肥満者は、正常体重者の約5倍）。
②ガンにかかりやすくなる（肥満との合併率が高い。女性では子宮体ガン、卵巣ガン、男性では前立腺ガンが多く、男女ともには大腸ガン、胆嚢ガンを合併しやすい）。
③過重に体重の負担がかかり、下肢関節などを痛めやすくなる（肥満者の関節障害は、正常体重者の約1.5倍）。
④高血圧症にかかりやすくなる（肥満者は、正常体重者の約3.5倍。また、高血圧の状態が長くつづくと動脈硬化が起こりやすくなり、これが脳出血、脳梗塞、心筋梗塞などにつながる）。
⑤睡眠時無呼吸症候群（SAS＝Sleep Apnea Syndrome）などの、呼吸や睡眠中の危険な症状を起こしやすくなる（首に脂肪がつきすぎ、睡

肥満とメタボリックシンドローム　講義6

眠時に気道を圧迫する。不眠、大いびき、窒息感、疲労感、昼間の眠気、インポテンツなどがみられ、突然死の原因にもなる）。
⑥以上のようなことから『死亡率』が高くなる傾向が見られる。

　このように肥満者は、「太っていてもイイ！」なんて、安易にいえるような状況ではないことがおわかりいただけると思います。
　そして、肥満は"見かけ"だけの問題ではなく、むしろ、からだの"中身"に深刻な問題をはらんでいることを認識してください。
　とくに、糖尿病・高血圧症・心臓病などの『生活習慣病』といわれる病気、つまりライフスタイル、日常生活における行動や習慣が強く影響してかかってしまう病気との関連が、とくに問題視されています。
　厚生労働省のホームページでは、糖尿病に関するデータとともに、さまざまな情報提供をしていますが、平成19年（2007年）の『国民健康・栄養調査の概要』によれば、20歳以上の人で、糖尿病が強く疑われる人は約890万人（男性の15.3％、女性の7.3％）糖尿病の可能性を否定できない人を合わせると約2210万人（男性の29.3％、女性の23.2％）と推計されました。
　本書の初版には、1998年当時の数字として「厚生省は『糖尿病実態調査の概要』を発表しましたが、これによると現在、糖尿病の疑いが強い人は全国で690万人、これに、まだ発病はしていないけれども、将来可能性のある人びと（一般的に予備軍と呼ばれる）を含めると、20歳以上で約1370万人にものぼることがわかりました」と記してあります。つまり、1998年から2007年の約10年間で、糖尿病が強く疑われる人は約200万人も増加し糖尿病の可能性を否定できない人も約840万人も増えてしまったということなのです。
　そしてさらに、2011年に厚生労働省が発表した『国民健康・栄養調査の概要』によれば、20歳以上でこれまでに医療機関や健診で糖尿病といわれたことがある（「境界型である」「糖尿病の気がある」「糖尿病になりかけている」「血糖値が高い」などのようにいわれた人も含む）は、男性で15.7％、女性で8.6％という高い数字になっており、2007年のデータと比べると、微増していることがわかります。

このように、私たち日本人にとって糖尿病は国民病ともいえる病気であり、他の国々の人々と比べても、「糖尿病になりやすい民族」といわれています。ちなみに、平成19年の『人口動態統計』によれば、糖尿病で年間約1万4000人もの人が亡くなっており、合併症による腎臓障害で人工透析を始める人が年間約1万5000人、さらに糖尿病による視覚障害の発生も約3000人にのぼります。

　また糖尿病のほかにも、肥満者は正常体重者にくらべて、胆石症が約3倍、女性の不妊症も約3倍、痛風は約2.5倍、心臓血管障害は約2倍という具合に、それぞれ深刻な病気にかかりやすくなるという数字が出ています。

　もし、あなたが肥満であるならば、いつ発症するかわからない爆弾を抱えているという、相当の"覚悟"と"危機感"を持つべきなのです。

■一度増えた白色脂肪細胞は、二度と減らない！

　これまでの講義で、『肥満とは単に体重が重いことではなく、体脂肪が多い状態』であり、『ダイエットとは単に体重を減らすのではなく、体脂肪率を下げること』であることを学んできました。そこで、さらに"体脂肪とは何か"を考えてみたいと思います。

　脂肪は、脂肪細胞のなかに蓄積されます。この脂肪細胞の数は、ある程度の年齢までは増加しますが、その後、数的な増加は止まり、細胞自体が肥大してくるものだといわれてきました。

　ところが最近では、ある年齢以上になっても、脂肪細胞が増殖してくることがわかってきています。つまり、若いときにヤセていても安心はできないのです。

　私たちには一生のあいだに、体脂肪量がいちじるしく増える時期が数度あります。

　まずは生まれてから約一年間の乳児の時期、そして思春期のころ、さらに中年期以降に体脂肪の数が増えるとされています。さらに女性の場合には、妊娠・出産期、そして閉経後の更年期にも太りやすくなるようです。

肥満とメタボリックシンドローム　講義6

　体脂肪の数は、18歳になったときに、およそ新生児のときの10倍になるといわれています。また脂肪細胞の大きさも誕生後から増大し、6歳のときには出生時の約3倍になります。ちなみに人間の脂肪細胞は200〜300億個もあり、成人になっても800〜1000億個を上限として増加するようです。また、一度増えてしまった脂肪細胞が、その後、数的に減少することはなく、蓄積される脂肪の量によって大きさが変化するだけなのです。

　ですから、ダイエットをするためには、ひとつひとつの脂肪細胞の貯蔵庫に蓄えられる脂肪の量を減らすことが大切になってきます。

　脂肪細胞はその形質や細胞内の構成により『白色脂肪細胞』と『褐色脂肪細胞』の2種類に分けられます。私たちが"脂肪"というときには、ふつうは白色脂肪細胞をさしています。

　白色脂肪細胞は、私たちの体全体に広く分布しており、エネルギーを"中性脂肪"の形で貯蔵しています。この細胞が腹部（お腹まわり）や大腿部（太もも）のあたりに多いことは、みなさんも経験上知ってますよね。

　この蓄えられた脂肪は、エネルギーとして必要になったとき、これを脂肪酸として体内に再供給します。この白色脂肪細胞の特徴は、その大部分が"油滴"といわれる貯蔵庫からできており、もっとも重要な役割は、脂肪をたくわえることなのです。ダイエットをしている人が忌み嫌う脂肪細胞も、実は脂肪の貯蔵庫として、エネルギーの供給源という重要な役割を担っているわけです。

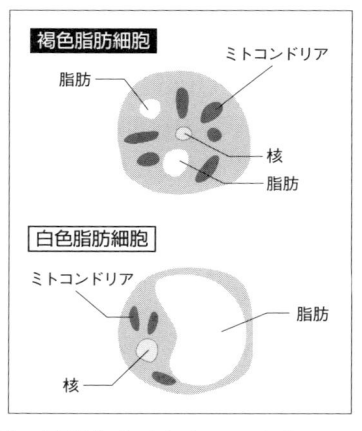

　いっぽう、褐色脂肪細胞は、基本的には白色細胞とおなじ構造なのですが、白色脂肪細胞のように大きな油滴をひとつだけ持っているのではなく、小さな油滴が点在しています。この褐色脂肪細胞は、体熱産生機能、つまり熱をつくりだす能力が高く、人間を含む哺乳類の新生児期の高体温の維持や、冬眠動物の目覚めなどに関係するはたらきをするといわれています。つまり褐色細胞は、体温維持のための熱源という役割を担っているわけです。

■ 血液中に存在する脂肪のはたらきとは？

　脂肪は、脂肪細胞のなかだけにあるものではありません。実は、血液中にも脂肪は存在しています。これら血液のなかにある脂肪は、『中性脂肪』『遊離脂肪酸』『リン脂質』『コレステロール』などです。とくにコレステロールに関しては、みなさんの関心が高いですよね。では、おもなものを順に説明しましょう。

　『中性脂肪』とは、グリセリンに脂肪酸が結合したもので、天然には存在せず、私たちの体内で消化や代謝の過程でつくられます。この中性脂肪が、運動や活動を行なうときの重要なエネルギー源として使われるのです。長い時間運動をつづけると、血液中の中性脂肪はどんどん分解されていきますので、数が減ってきます。逆に運動不足になると、血液中の中性脂肪は余り、これが血管のなかにたまってしまったり、脂肪細胞のなかに蓄えられたりするわけです。

　先ほど、白色脂肪細胞が全身に広く分布しているといいましたが、とりわけ皮下や肝臓、心臓などの重要な臓器に多くあります。それで、これらの臓器や血管に脂肪がたまり、肥満やそのほかの生活習慣病をひき起こすのです。

　『遊離脂肪酸』とは、脂肪細胞にある中性脂肪が分解されて血液中に放出されたものです。これは血液中にあって全身を循環し、筋肉などの組織に運ばれてエネルギーとして使われます。ですからスポーツ選手などは、運動前後に採血をし、血中の遊離脂肪酸量をくらべることによって、どれくらいのエネルギーを消費したのかを計り、トレーニングの目安にしています。

　『コレステロール』は、みなさんご存じの、よく話題になるもっとも有名な血中脂肪のひとつかもしれません。コレステロールとは、脂肪膜の主成分で、私たちの体の機能を調整するステロイドホルモンの原料として重要なものです。

　ところが、血液中のコレステロールは血管壁に蓄積される性質があるので、その量が増えてしまうと、血管の壁が厚くなって血液が流れるところが狭くなってしまいます。それが、動脈硬化や心臓病、あるいは高脂血症などをひき起こす原因にもなるのです。

ただし、コレステロールには『善玉コレステロール（HDL）』と『悪玉コレステロール（LDL）』といわれる2種類があり、これらの"比重"が問題であって、単にコレステロールの総量が多い少ないだけでは善し悪しは決められません。

　HDL（善玉）は、体のなかで余ったコレステロールを肝臓へ持ち帰って処理をしてくれますが、LDL（悪玉）は前述のように動脈硬化などをひき起こします。ですから、HDLの割合を多くし、LDLが少なくなるようにすればよいのですが、実はこれに必要なのが、定期的なエアロビック系の運動、そして適切な栄養管理なのです。

■ 内臓にベッタリと脂肪がこびりついた"内臓脂肪型肥満"

　私たちの体のなかにある脂肪は、体を構成する成分となったり、運動のエネルギーとなったりするのですが、残ったものが脂肪細胞のなかに蓄えられます。この脂肪を『貯蔵脂肪』と呼ぶのですが、多くは皮下にある脂肪組織に蓄えられます。

　この皮下脂肪細胞は、生後間もないときには全身均一に分布しているのですが、年齢が上がっていくにつれて、蓄積の厚いところと薄いところの分布の差が出てきます。そこで、体のどの部分に多く脂肪がついているかによって、上半身肥満と下半身肥満とに分類します。

　"上半身肥満"とは、お腹から上の部分に脂肪がたまるもので、腹部が中心になりますので、その外見上の形から『リンゴ型肥満』とも呼ばれます。いっぽう、"下半身肥満"は、お腹から下のお尻のあたりに脂肪がたまるもので、これもその体型から『洋ナシ型肥満』と呼ばれます。

　上半身肥満か下半身肥満かを判断するには、W／H比を用います。これは、W（ウエスト）のサイズをH（ヒップ）のサイズで割って算出します。日本人の場合、男性は1.0以上、女性は0.9以上の場合に上半身肥満と判定します。

　ウエストは、胴囲がもっとも細いところを計り、ヒップはお尻のもっとも突出したところを計ってください。

> W／H比 ＝ W（ウエストサイズ）÷ H（ヒップサイズ）

たとえば、ウエストサイズが90cmで、ヒップサイズが75cmの男性の場合、

W／H比 ＝ 90 ÷ 75 ＝ 1.2

W／H比は1.2ですから、基準値の1・0を0・2ポイント上まわっていますので、この人は"上半身肥満（リンゴ型肥満）"ということになります。

さあ、あなたはいかがでしょうか？　上半身肥満ではありませんか？

ここで、なぜ"上半身肥満"にこだわるのか？　ということについて述べてみましょう。

実は、脂肪が体のどこの部分についているかによって、生活習慣病などとの深い関連性があることがわかってきたからなのです。

とくに腹部を中心に脂肪がたまる上半身肥満（リンゴ型）の人は、肥満度が小さくても、糖尿病や高血圧、動脈硬化などの生活習慣病にかかりやすいといわれています。

そして上半身肥満でも、とりわけ腹腔内臓器の周囲にベッタリと脂肪がたまる"内臓脂肪型肥満"は、さらに高いリスクがあることが明らかにされてきています。つまり肥満にも、この"内臓脂肪型肥満"と、"皮下脂肪型肥満"の2種類があり、お腹のなかの内臓まわりが太る"内臓型"は、"皮下型"よりも危険が高いといえるのです。

これを正確に知るには、CTスキャンなどを用いて、内

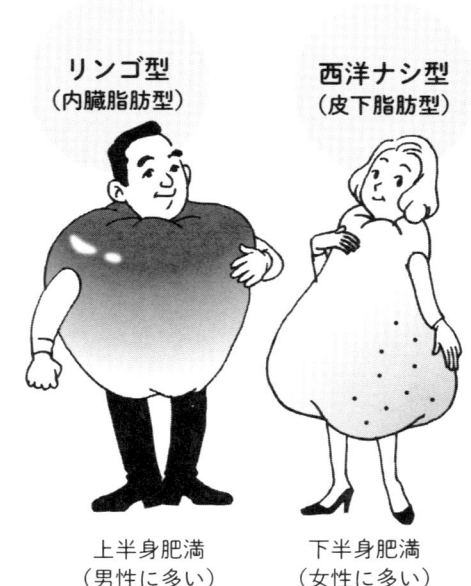

リンゴ型
（内臓脂肪型）

西洋ナシ型
（皮下脂肪型）

上半身肥満
（男性に多い）

下半身肥満
（女性に多い）

臓脂肪のようすを知らなければいけないのですが、ひとつの目安として、お腹にたるみがあって上から指でつまみやすければ"皮下脂肪型"、パンパンに張ってしまっていてつまみにくい、いわゆるビール腹のような状態になっていれば"内臓脂肪型"である可能性があります。この内臓脂肪を問題にしたのが、「メタボリックシンドローム」です。"メタボ"という名称で呼ばれていますので、みなさんもご存じでしょう。これは、この後に詳述します。

　ちなみに内臓脂肪ですが、たまるときには皮下脂肪よりもたまりやすいのですが、燃えるのも燃えやすいので、ヤセるときにはまっ先にこの部分の脂肪が落ちてきます。

■ メタボリックシンドロームとは何か？

「メタボリックシンドローム」という言葉、みなさんご存じだと思います。「うちのお父さん、メタボなんですよねぇ～」なんていう声を、学生たちからもよく聞きます。

　では、「メタボリックシンドローム」とは何かを説明できますか？　ただ単に、お腹まわりが太いだけでは、メタボではありません。メタボリックシンドロームとは、お腹まわりが一定以上の数値があり、なおかつ内臓脂肪の蓄積によってインスリンの働きが低下し、高血糖・高血圧・脂質異常症のうち2つ以上を合併した状態をいいます。判定規準は、以下のとおりです。

必須項目		腹　　囲	男性85cm以上・女性90cm以上
選択項目	1	中性脂肪	150mg/dl以上・HDLコレステロール40mg/dl未満のいずれかまたは両方
	2	最大血圧	130mmHg以上・最小血圧85mmHg以上のいずれかまたは両方
	3	空腹時血糖	110mg/dl以上

必須項目の内臓脂肪の蓄積(腹囲基準値以上)に加えて、選択項目(1)～(3)のうち2項目以上該当する場合、メタボリックシンドロームと判断される。

このメタボリックシンドローム診断は、2008年から始まりました。これは、40歳〜74歳までの公的医療保険加入者全員を対象とした保健制度で、「特定健康診査・特定保健指導」といいます。一般的には、「メタボ健診」と呼ばれていますよね。

　"必須項目"になっている腹囲、お腹まわりの計測は、おへそのところにメジャーをあてて計ります。規準は、男性が85センチメートル以上、女性が90センチメートル以上となっていますが、これは腹部CT検査の内臓脂肪面積が100平方センチメートル以上に相当する数値になっています。

　ただ、日本肥満学会を中心とした研究学会等で、この数値の再検討も始まっていますから、近いうちに規準の腹囲径が変わるかもしれません。

　ちなみに、厚生労働省によれば、メタボリックシンドロームと判断される人は、男女とも40歳以上では高く、男性では2人に1人、女性では5人に1人の割合に達しているといわれています。

標準体重でも安心できない"かくれ肥満"の危険性

　"かくれ肥満"という言葉、ご存じでしょうか？　これは見かけ上はまったく太っておらず、身長と体重から算出したBMIも正常の範囲内にあるのに、内臓脂肪が多い人をさします。

　たとえば大学生の場合、「メタボリックシンドロームほど腹囲はないけど、でも体脂肪率は高いんだ……」というような場合が、このケースにあてはまります。

　体格的には太っていないので、"肥満"と呼ぶほどではないけれども、中身は高い体脂肪率であるため"かくれ肥満"なのです。

　この内臓脂肪型肥満というのは、医学的には、腹腔内の腸間膜にある脂肪組織に脂肪がたまった状態をいいます。これは皮下脂肪型にくらべると、明らかに各種合併症の発症比率が高くなると報告されています。

　本学のダイエット講義受講生にも、とくに運動嫌いの女子学生に、この"かくれ肥満"の傾向が見られました。「体重は変わらないのに、ウエスト

肥満とメタボリックシンドローム　講義6

だけが太くなってきたような気がする……」というような場合に、このかくれ肥満の可能性を疑ってみる必要があります。ですから、見た目にスリムで、体重が標準値だからといって、けっして安心はできないのです。

では、内臓脂肪型肥満がハイリスクになるメカニズムはどんなものなのでしょうか？

私たちの体内で脂肪が燃えるとき、その代謝産物として遊離脂肪酸が血中に放出されます。前述したように、内臓脂肪は皮下脂肪よりも"たまりやすく燃えやすい"ため、内臓脂肪型の人の燃焼反応は大きくなり、それにともなって代謝産物の血中脂肪酸量も多くなります。

すると、脂肪酸は大量に肝臓へ入っていきますから、中性脂肪も過剰に合成され、血中に放出されることになります。その結果、高脂血症をひき起こす危険性がでてきます。またほかにも、さまざまな代謝異常が起こり、耐糖能異常、低HDLコレステロール症、高血圧などにも関連してくるといわれています。そして、これらが動脈硬化へつながっていくのです。

動脈硬化になりやすい要因、これらをリスクファクターといういい方をしますが、その四大リスクファクターをあげると、つぎのようになります。

①高血圧　　②糖尿病　　③高脂血症　　④喫煙

「メタボリックシンドローム」の検診がはじまったのも、実はこの状態つまり"内臓脂肪症候群"になっていると、病気が発症する確率が高くなるからなのです。

日本人の三大死因は、がん、心臓病、脳卒中なのですが、そのうち心臓病と脳卒中は、『動脈硬化』が要因となる病気です。そしてこの動脈硬化は、メタボリックシンドロームになってしまい、糖尿病、高血圧症、高脂血症などの要因が複数重なることによって、進行してしまうことがわかっています。

メタボリックシンドロームによってひき起こされる病気発症の危険性は、その危険因子の数と大きくかかわっており、因子数が多くなるほど危険度は高まっていきます。たとえば心臓病などの心疾患の場合、危険因子がゼロの人の危険度を1とすると、危険因子を1つもっている場合は5.1倍、2つも

っている場合は5.8倍、3～4個もっている場合では危険度は急激に上昇し、なんと35.8倍にもなってしまうのです！

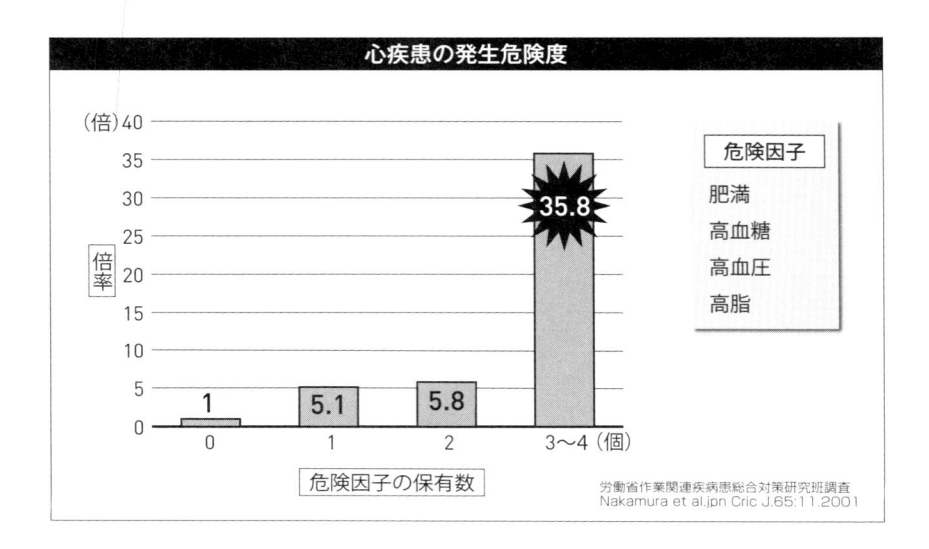

心疾患の発生危険度

危険因子の保有数	倍率
0	1
1	5.1
2	5.8
3～4	35.8

危険因子
肥満
高血糖
高血圧
高脂

労働省作業関連疾病患総合対策研究班調査
Nakamura et al.jpn Cric J.65:11.2001

　また、「風が吹いただけでも痛い」ことから、この名がついたといわれる『痛風』という病気がありますが、これも、実は肥満が原因で血液中の尿酸濃度が高くなり、ひき起こされるのです。

　以上のようなことから、上半身肥満（リンゴ型）でとくに内臓脂肪型肥満の人は、肥満度があまり高くないからといって安心せず、できるだけ早くダイエットに取り組む必要があります。

　また、皮下脂肪型肥満の人も、生活習慣病の心配がないわけではありません。肥満の人はそのままの状態で放っておくのではなく、早めに「どうしたらよいのか」を考える必要があるのです。

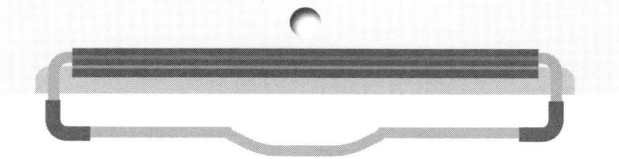

講義6のまとめ

① 肥満は病気がいつ発症するかわからないという爆弾を抱えているようなもの

② 脂肪細胞は「白色脂肪細胞」と「褐色脂肪細胞」の2種類

③ 一度増えた白色脂肪細胞は、二度と減ることはない

④ 白色脂肪細胞はエネルギーを「中性脂肪」の形で貯蔵

⑤ 褐色細胞は体温維持のための熱源になる

⑥ 血液中にも「中性脂肪」「遊離脂肪酸」「リン脂質」「コレステロール」などの脂肪がある

⑦ 上半身肥満とは腹部を中心に脂肪がたまる「リンゴ型肥満」

⑧ 下半身肥満とはお尻のあたりに脂肪がたまる「洋ナシ型肥満」

⑨ 肥満にも「内臓脂肪型肥満」と「皮下脂肪型肥満」の2種類がある

⑩ 40歳以上では男性で2人に1人、女性で5人に1人が「メタボ」

⑪ 見た目は太っていなくても、ハイリスクな「かくれ肥満」

講義 7　体脂肪を燃焼させるエクササイズ

■ 運動開始20分後から脂肪が燃える？

　本書「大学ダイエット講義」初版（1999年刊）では、以下のような記述をしていました。

> 　私たちの体は、運動を始めると、まず最初は筋肉に貯蔵されているグリコーゲンを分解して消費します。／つぎに肝臓からのグルコース産出により、血液中のブドウ糖が動員されてきます。そして、さらに運動をつづけていき、15〜20分を経過したころから、脂肪組織から分解された遊離脂肪酸が使われはじめるのです。／つまり簡単にいうと、初めに糖（グリコーゲン）が使われ、その後、みなさん期待の"脂肪"が体内で燃えだすわけですね。／ですから、グリコーゲンから脂肪へ消費エネルギーが変わるまで、少なくとも15〜20分以上は体を動かしつづけていなければ、ダイエット効果はあまり期待できないということになります。／つまり、脂肪を効率よく燃焼させるには「ゆる〜い運動を、なが〜くつづけていくこと」が大切なのです。／目安としては、最低でも30分、できれば1時間くらいは運動をつづけるようにしましょう。

　実は……、この記述、その後の研究によって、「正しくない」ということがわかりました。「以前の受講生のみなさん、そして初版の本書を愛読してくださっていたみなさまがた、ごめんなさい！」心からお詫び申し上げます。
　当時、私を含めてスポーツ科学研究者たちの見解は、上述のように「はじめは糖（グリコーゲン）がエネルギーとして使われ、その後、約20分を経過したころから脂肪がエネルギーとして使われる」と思い込んでいました。これは、脂肪は糖質とは違い、体内に保存されている仕組みも複雑で、エネルギーとして使われるまでに時間がかかると考えられていたからです。
　そこで、「ゆる〜く、なが〜く運動を20分以上続けましょう！」といった指導が行なわれてきました。本講義においても、受講生たちには30分〜

1時間の継続したウォーキングをすすめてきましたが、それもこのような理由からでした。

　ところが、「20分以上、できたら1時間」という目安は、とくに肥満者の方々にはからだへの負荷が大きく、また心理的なハードルも高く、もうそれだけで「や〜めた」となってしまった人も、実際のところ少なくありませんでした。

　本書の初版から2〜3年後くらいからだったと思いますが、さまざまな実験や検証が行なわれ、現在では「運動開始から20分までのエネルギー源は、糖（グリコーゲン）のみというわけではなく、運動開始直後から脂肪が使われ、20分以上を経過しても糖が消費される」ということがわかっています。

　どちらのエネルギーがおもに使われるのかは、運動の"強さ"と"長さ"によって決まり、運動強度の高いものは糖（グリコーゲン）を使い、長く運動が続けられるような強度の低いものは、脂肪をより使うといわれています。

　したがって、20分以下の運動でも脂肪をエネルギーとして消費することが可能ですから、「短時間のエクササイズなんて、ダイエットのためにはやっても意味ないじゃ〜ん」というのはまちがいです。一日にまとまった時間が取れなかったら、空いている時間を少しずつ"こま切れ"でもいいのですから、とにかく運動をする時間を"積み重ねる"ことが重要であると心得ましょう。

■ ダイエットに有効なウォーキングの方法は？

　講義4で、ダイエットに有効なのはエアロビクス（有酸素運動）であることを学びました。そして、『一日一万歩！』という目標を掲げましたが、いかがでしょうか、みなさんきちんと目標どおりに歩いていますか？

　この一万歩のウォーキングで、およそ200〜300キロカロリーのエネルギーが消費できるのです。ただし、歩き方によっても、早足で歩くのと、ゆっくり歩くのでは消費カロリーに違いが出てきますし、もちろん体型、体格、

性別や年齢によっても個人差はあります。

以前は、「おなじ一万歩でも、とぎれとぎれで歩くのと、まとめて連続して歩いた一万歩では"脂肪"の燃焼に違いが出てくる」と言われていたのですが、前述したように、現在では"一回の継続時間"が問題ではなく、"一日の合計時間"を重要視するようになっています。

だからと言って、1分以内で終わるような運動、たとえば「100メートルダッシュを2時間おきに一日トータル10本」なんてやっても、無酸素系の激しい運動ですから、この場合、グリコーゲン（糖）の消費がさかんとなり、脂肪の消費は抑制されてしまうことを知っておいてください。

ダイエットに効果的な自分の"運動強度"を計算する

「脂肪燃焼にはウォーキングが効果的」ということで、歩行を日課とする人が増えてきています。でも、"正しく"そして"効果的に"歩いていますか？毎日ウォーキングをしているといっても、ちょっと歩いては休憩をとり、知人と会ったら立ち話などと、まったく身体的な負荷がかからず、汗もかかないような歩き方ではあまり意味がありません。

そこで、適度な『運動強度』、つまり歩いたりエクササイズをしたりする"強さ"を知っておきましょう。一般的に運動強度は、心拍数を目安にします。心拍数とは、1分間あたりの心臓の拍動数です。そのために脈拍をとり、心拍数として代用するわけですが、脈はふつう頸動脈（顎の下の動脈部分に指をあてて計る）か、手首の動脈で測定します。

たとえばウォーキング中、1分間立ち止まって時計をにらみつつ脈拍をカウントしてもいいのですが、これは面倒ですし、ウォーキング中に1分間足を止めるというのは時間のロスです。そこで、10秒間の脈拍数を数え、これを6倍し、1分間の心拍数を求める方法が便利だと思います。運動強度は、この脈拍数を目安にして捉えますが、当然のことながら年齢によって違ってきます。

まずは、みなさんの最大心拍数を求めてみましょう。これは運動をした場

合、最高に拍動が上がったときの数値であると理解してください。ですから、最大心拍の状態で運動をつづけると、高齢者や心臓に異常がある人にはたいへん危険な状態になりますし、健康体だと思っている人でも、100％の力で長時間つづけるのはリスク（危険）がともないます。

最大心拍数は、つぎの式で求めます。

最大心拍数（拍／分）＝ 220 － 年齢

たとえば45歳の方だったら、220 － 45 ＝ 175拍／分ということになりますね。ただしこの計算式は、30～60歳の年齢の人に適用されます。

20歳の大学生の場合、この計算式から最大心拍数を求めると200拍／分になりますが、これでは若干高いので、さらに10拍／分低い約190拍／分ぐらいが適当といわれています。おおむね20歳代の方は、この190拍／分を最大心拍数にしましょう。

さて本講義では、体に危険がなく、ダイエットに効果的な目標心拍数として『最大心拍数の50～70％』を提唱したいと思います。これを基準に運動を実践してください。ちなみに60％の運動強度での目標心拍数は、つぎの式で求めることができます。

目標心拍数（拍／分）＝ 最大心拍数（220－年齢）× 0.6
　たとえば年齢45歳ならば、175 × 0.6 ＝ 105 拍／分
　たとえば年齢20歳代ならば、190 × 0.6 ＝ 114 拍／分

このような数字になります。さあ、みなさんも自分の目標心拍数を計算してみましょう。

> あなたの目標心拍数（拍／分）＝最大心拍数（220－　年齢　）×0.6

＊ただし、20歳代は最大心拍数は190で計算

　最大心拍数の60％というのは、体が汗ばみ、その運動をつづけてもつらくなく、むしろ充実感があるような状態です。もちろん、個人差がありますので、あくまでも目安ですが、いま行なっている運動が、自分の体にどれくらいの負荷をかけているかの尺度になりますから、ときどきはチェックしてみてください。また、自分自身の日ごろの心拍数を知っておき、ときどき、脈拍を計る習慣をつけると、その日、そのときの自分の体調を知るうえでも、ひとつの目安にもなります。

■ 運動はできるだけ毎日やらないと効果は薄い

　ダイエット日誌をつけはじめて、みなさんはいかに歩いていないか、そしてどれほど運動不足であるかを再認識したことと思います。

　四国学院大学の受講生たちには、一日一万歩以上を毎日、つまり週7日の実践を目標としました。しかし、ウォーキングを含めた身体運動が、満足にできているかどうかを学生たちの日誌で確認すると、「週5日間のエクササイズ」がおよそ平均的な数字となりました。学生の場合は、週末にアルバイトをしたり友人と遊びに行ったりしますので、やはり思うようにダイエットのための身体運動ができていない現状が見えてきました。

　いっぽう、これが社会人の方々、公開講義や講演会などの受講生で見てみると、さらに運動実践日数は減ってしまい、平均で週に2〜3日という数字になっていました。仕事や家事など、日々のあわただしさのなかで、ダイエットに有効なトレーニング時間を確保するというのは、至難の業であることがうかがえます。

　ではこの運動頻度、つまり、週に何日間ウォーキング等のエクササイズを実行すれば、ダイエット効果は現われてくるのでしょうか？

一般的にスポーツ科学の領域では、いくら長時間のトレーニングをしても、その頻度が少なければ、あまり効果はみられないといわれています。たとえば、「**1日おきにトレーニングをした場合で約90％、2日おきで約70％、3日おきでは半分の50％にまで運動効果は落ちてしまう**」のです。

　ちなみに週一回の場合、残念ながらほとんど運動効果はありません。ですから、日曜日にだけ一生懸命ジョギングなどをして頑張っても、ことダイエットに関してはほとんど意味がありません。むしろ、そんなきつい運動をするのではなく、ウォーキングや近所の散策のような軽い運動でもいいですから、毎日つづけることが大切なのです。

　そこで本講義においては、『**最低でも週に5日間の運動実践**』を提唱したいと思います。本気でヤセたかったら、週に5日間はエクササイズの機会を作ってください。

　しかし、これは最低の頻度です。もしあなたが20歳代であるならば、『**毎日の運動実践**』を目標にしましょう。ウォーキングなら一日一万歩、ほかのエクササイズも行なうのでしたら、消費カロリーが合計で300キロカロリーになるくらいの運動を毎日実践しましょう。

　しかし、もしあなたが50代以上でしたら、週に1～2日は休日をとってもかまいません。それは、あなたが自分のからだと相談をして決めてください。これまで述べてきたように、ダイエットに大切なのは"無理をしない、必要以上にがんばらない"ことなのです。ひとつの目安として、運動の疲れが翌日や翌々日に残らない、筋肉痛や関節痛などにならない程度の運動強度・頻度のトレーニングを心がけてください。

　ですから、『一日一万歩』の目標にしたって、もしあなたの体と心が「ムリ」という答えをだしたのなら、1日8000歩にしてもかまいませんし、毎日の実践がつらいのでしたら、3日ごとに1日の休みをとってもいいんです。

　要は、効果が現われるギリギリの運動強度、あるいは運動の頻度でもいいですから、それを"三日坊主"でやめてしまうのではなく、ずっと"継続"していくことが大切なのです。"継続"こそが、ダイエットにもっとも必要な要素であることを強く認識してください。

　ちなみに本学の受講生のⅠ君の場合、これまでに運動経験がほとんどなく、

しかもＢＭＩが 30 という"超"過体重でしたので、足や腰への負担も考慮し、ウォーキングを 7000 歩の目標値から始め、3 日やって 1 日休むというパターンで実施させました。そして、様子をみながら、徐々に歩数、および頻度を上げていきました。

また、本人が「歩くのがつらい……」というときには、エアロバイクでのトレーニング（講義 4 参照）をすすめました。これは、過体重なのに無理をして固いコンクリートの上を歩き、ひざや足首など下肢に大きな負担をかけ、運動障害を起こしてしまうことを回避するための特別メニューでした。

結局、Ｉ君は、約 6 週めぐらいから、週 7 日実践の一万歩が達成できるようになりました。それにともない、間食を含め、食事全般にも気を配るようになってきましたので、めざましいダイエット効果が現われ、半年後にはみごと 10kg 以上のダイエットに成功したのです。

ジョギングの教祖が、ジョギング中に突然死！

年に一度の健康診断。みなさんは、きちんと受けていますか？

スポーツ、とりわけトップアスリートの世界では『メディカルチェック』を受けるのは、当然のこととなりました。血液や尿の検査、心電図測定、そのほか内臓諸器官の検査、そして問診などを受けるわけですが、これらはつまり運動をすることができる体であるかどうかを、さまざまな観点から調べるわけです。

みなさんも、学校や職場、あるいは地域でも、なんらかの健康診断をしていると思いますが、それらから逃げたり意味もなく拒否したりしていませんよね？

これは中高年の肥満者にときどき見られるのですが、年に一度の検診も受けないという人がいます。もちろん理由はさまざまなのですが、多くの場合は「医者ぎらい」であったり、自分の「健康を過信」していたり「肥満という現実からの逃避」であったりします。

しかし当人の、糖尿病をはじめとする生活習慣病は、静かにそして確実に、

自分の身に迫っているということ知っておかなければいけないのです。これは前述した厚生労働省のデータが示すように、私たち日本人には"人ごとではない病気"だからです。ちなみに、日本人の3分の2近くの人は、生活習慣病によって亡くなっているといわれています。

　後章で述べる筋力トレーニング等の運動処方には、心臓に異常がないなど、「基本的なメディカルチェックをパスしている」ことが前提となっています。ぜひこの機会に健康診断を受け、不安なことは専門の医者に尋ねてほしいと思います。ダイエットのために始めたトレーニングが、逆に命取りになっては元も子もないのですから……。

　「突然死」、いまやこの言葉を聞いても、私たちはあまり驚かなくなってしまいました。突然死とは、「急激に疾患が発症し、急激に悪化し、24時間以内に死亡してしまうような状態」を言います。ちなみに、WHO（世界保健機関）の定義では、「発症から24時間以内の予期せぬ内因性（病）死」となっています。

　つまり、元気だった人が、なんらかの理由により24時間以内に亡くなった場合を突然死といいます。

　ちょっと前のデータですが、東京都監察医務院が1984年から1988年の5年間に行なった調査では、全国で発生した運動中の突然死は、なんと624例にものぼりました。そして死因をみると、第1位がジョギングを含むランニングで、全体の4分の1強の26％を占めています。

　一時期、"ジョギング"が日本のみならず、世界的な大ブームになったときがありました。この火つけ役となりブームを牽引したのが、アメリカ人のジェームズ・フィックスという人でした。彼は『ジョギングの教祖』などといわれてもてはやされていたのですが、なんと52歳という若さで急死したんです。しかもジョギング中に……。死因は心筋梗塞でした。

　当時、このニュースに、体育・スポーツ界は大いに揺れました。そしてこれをきっかけに、いくつかの興味深い実証研究がなされたのですが、それによると、さまざまな年齢層におなじようなトレーニングメニューを与え、それを継続していった場合、その効果にはっきりとした驚くべき違いが現われてくることがわかりました。

一般的にトレーニングを積んだ場合、体力の向上が現われてきます。ところが、実験によると、ある年齢を境にして逆の効果が出てくる、つまり、トレーニングをすることによって体力の向上ではなく、疲労が蓄積してくるのです。その年齢がおよそ"50歳"でした。

　ジェームズ・フィックスの例も52歳。16年間、ジョギングを毎日のように継続していたジョギングの教祖である彼でさえ、年齢には勝てなかったということです。

　このジョギングブームは、その後、徐々に衰退していきました。それに代わって登場したのが、安全性の高いウォーキングです。本講義においても、中高年の方に、ジョギングよりもウォーキングをおすすめするのは、このような医学的見地にもとづいた健康上の理由によります。

そしていまやマラソンブーム！

　ところが、いままた"走る"ブームがやってきています。しかも、かつてのように自分の好きなコースを、自らのペースでジョギングするのではなく、明確に「マラソン」という目標を持って走る人、いわゆる「市民ランナー」が増えてきています。きっかけは、2007年の東京マラソンを契機として、各地で行なわれるようになった市民マラソン大会だといわれています。

　ちなみに、毎年全国で約1500の大会が開かれ、笹川スポーツ財団の調査によれば、ランニング人口は2010年時点で推定883万人にものぼるといわれ、同人口は年率10％くらいの割合で増えているそうです。そして、2012年現在では1000万人を超えているという予測もあり、2013年に開催された東京マラソンには、出場申込者総数は計30万4508人、倍率は10.2倍と、応募総数、倍率ともに過去最高になったと報じられています。「日本はまさに市民ランナー王国、市民マラソン王国」といえる状況になってきています。

　ひと昔前からジョギングコースとして有名な皇居の周囲は、東京マラソン開催をきっかけに、初心者やグループランナーが増え、それにともなってランニング教室が開かれ、さらにはアスリートチームのランナーが走り、その

ほかにも当然のことながら一般の歩行者そして自転車と、スピードと目的の異なる人たちが密集する事態となっています。もともと、スポーツを目的に作られた歩道ではないので、狭い道幅の地点では行列ができたり、接触や衝突などの事故やトラブルも頻発しており、問題視されています。

　また、初心者や練習不足ランナーの事故も増えてきており、東京マラソンでお笑いタレントの松村邦洋さんが、走行中に急性心筋梗塞で倒れたのは大きく報道されましたので、ご存じの方も多いのではないかと思います。このときには、東京の週刊誌の記者からの取材で、私へのコメントが求められたりもしました。その記事でも述べたのですが、肥満者の場合、フルマラソンを走るのでしたら、それなりの準備と心構えが相当に必要だということを知っておいてくださいね。

　本学のある地元香川県でも、「香川丸亀国際ハーフマラソン大会」が開かれており、多くの学生や教職員が出場しています。え！　わたくしウルシバラも出場するかって？　いえいえ、私は沿道からの応援に徹します。ちなみに今年、私はジョギングの教祖ジェームズ・フィックスさんの没年とおなじ年齢になりますので……。

▍運動前にはかならず体を温めよう（ウォーミングアップ）

　運動を始める前には『準備運動』をしなければならない。これは誰でも知っていることですが、実際にはあまり行なわれていないように思います。

　たとえば、ゴルフ場へ行ったとき、私はいつも問題だと思うのですが、多くのゴルファーは、パッティングの練習はしても準備運動をほとんどしない。これは年代・性別などに関係なく、一般的によく見られる光景です。やったとしても、せいぜいティーショットを打つ前の素振り程度。これでは第一打が"チョロ"や"テンプラ"などのミスショットとなるのもあたりまえなのです。

　「いや、私は準備運動をちゃんとやってますよ！」という人がいるかもしれません。では、うかがいます。準備運動とは、"体の何をどうする"ことな

のでしょうか？

　答えは、準備運動を英語で『ウォーミングアップ』ということからもわかるように、体を温めることなのです。もっと具体的にいうと、筋肉の温度を上げるということなのですが、では、なぜ筋温を上げる必要があるのでしょうか？

　私たちの体は、静止している状態から急に強い運動を始めた場合、体内の諸機能に急激な変化が現われてきます。たとえば、心拍数が高くなり、これにともない血圧が上昇し、呼吸が激しくなり、自律神経のバランスや、内臓の血液循環にも影響を与えることになります。つまり、呼吸器や循環器に大きな変化が突然現われることとなり、体調があまりよくないときや、高齢者などにとっては、突然危険な身体状況に陥る可能性があるのです。

　また、筋肉や骨、関節や靱帯などにも突然大きな力がかかってくるわけですから、それらの部位に運動障害を起こし、筋断裂や靱帯損傷などの大怪我につながる恐れもあります。

　しかし、ウォーミングアップによって充分に体を温めておくと、筋肉や関節などが運動に適応できる状態になっていますので、不慮の事故を未然に防ぎ、しかも運動能力を充分に発揮できるようにもなるのです。実際には、体温を上げるというのは筋肉を動かすことなので、"筋温を上げれば、体温は上がる"ということになります。さて、正しいウォーミングアップができていましたか？

■ ウォーキングの前には静的ストレッチングが有効

　それでは、具体的にどのようなウォーミングアップをすればよいのでしょうか？　これには、以下の2種類を行なう必要があります。

---

①筋肉や関節のウォーミングアップ
②呼吸循環器系のウォーミングアップ

筋肉や関節のウォーミングアップは、ストレッチングを中心に考えます。ストレッチというのは、"伸ばす"とか"引っ張る"という意味で、筋や腱をゆっくりと伸ばす運動をいいます。中高年の方々には、準備運動というと『ラジオ体操』のイメージが大きいのではないかと思いますが、このラジオ体操も実はストレッチ運動なのです。

　ただし、このような音楽や笛に合わせて、「イチ、ニ、サン、シ、ニ、ニ、サン、シ……」と、反動や弾みをつけて行なうような運動は、"動的ストレッチ"と呼び、本講義でとりあげる"静的ストレッチ"とは区別したいと思います。ちなみに一般的にストレッチングといった場合には、ほぼこの"静的"なものをさしています。そして本講義では、この静的ストレッチを推奨しています。

　昔からあるラジオ体操のような"動的ストレッチ"を否定しているわけではありません。むしろ、いままたラジオ体操を見直す動きがスポーツ界全般で見受けられ、とくに高齢者の健康体操として町ぐるみで実施しているところもあります。ただ、寒い冬場などは、はじめに"静的ストレッチ"を行なって、少しからだを暖めてから、元気よく動的なラジオ体操をされることを、とくに高齢者や肥満の方々にはおすすめしたいと思います。

　一般的にストレッチングは、筋肉や腱、そして関節を柔らかくし、また血液循環をよくしますので、高齢者から子供までできる運動で、しかも運動障害（ケガ）を防止する効果もあります。

　ストレッチングを行なう場合のポイントをまとめると、つぎのようになります。

---

①反動やはずみをつけずに行なう。
②ひとつの部位を少なくとも15～60秒くらいは伸ばしつづける。
③痛みが出るほどに、無理をして引っ張ったり伸ばしたりしない。
④呼吸を止めず、リラックスして行ない、筋肉や腱の伸びを意識する。

　さあ、あなたもイラストを参考にしながら、実際にやってみましょう。

ストレッチのポイント

- はずみ（反動）をつけず、ゆっくり徐々に伸ばしていく
- 15〜60秒間は、そのポーズで静止する
- 呼吸を止めず、ゆっくり吐き出しながらリラックスして行う

①全身を伸ばすストレッチ

両足を肩幅にひらき頭上で両手を組む
かかとを床につけたまま上に向けた手のひらを
伸ばし数10秒間静止する

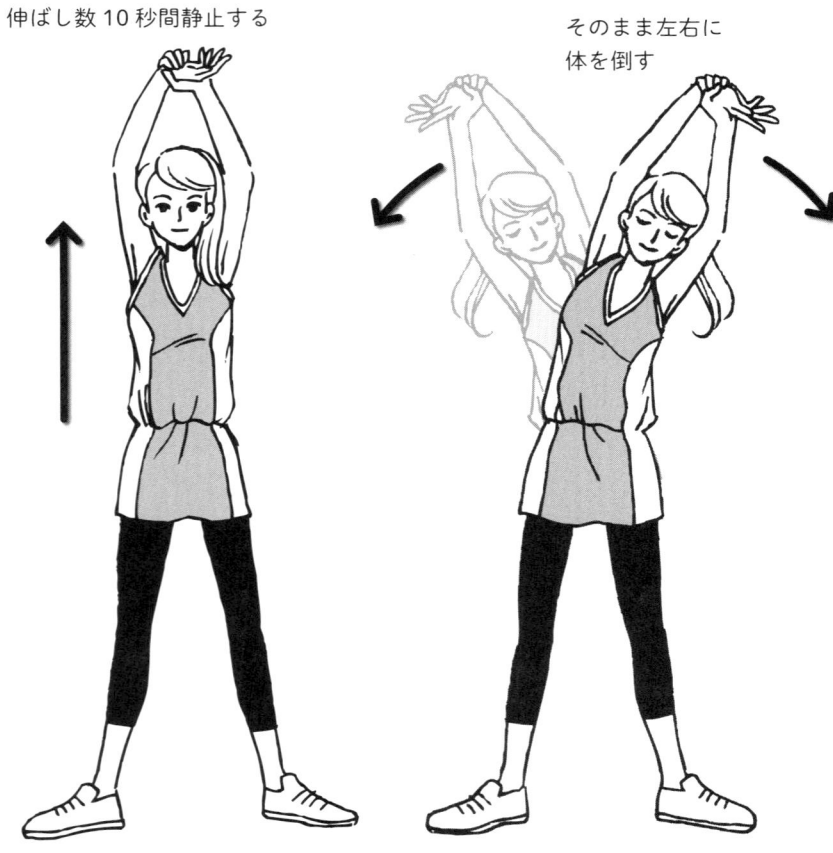

そのまま左右に
体を倒す

②肩と腕のストレッチ
（ひじをつかんで下へ向けゆっくりと引く）

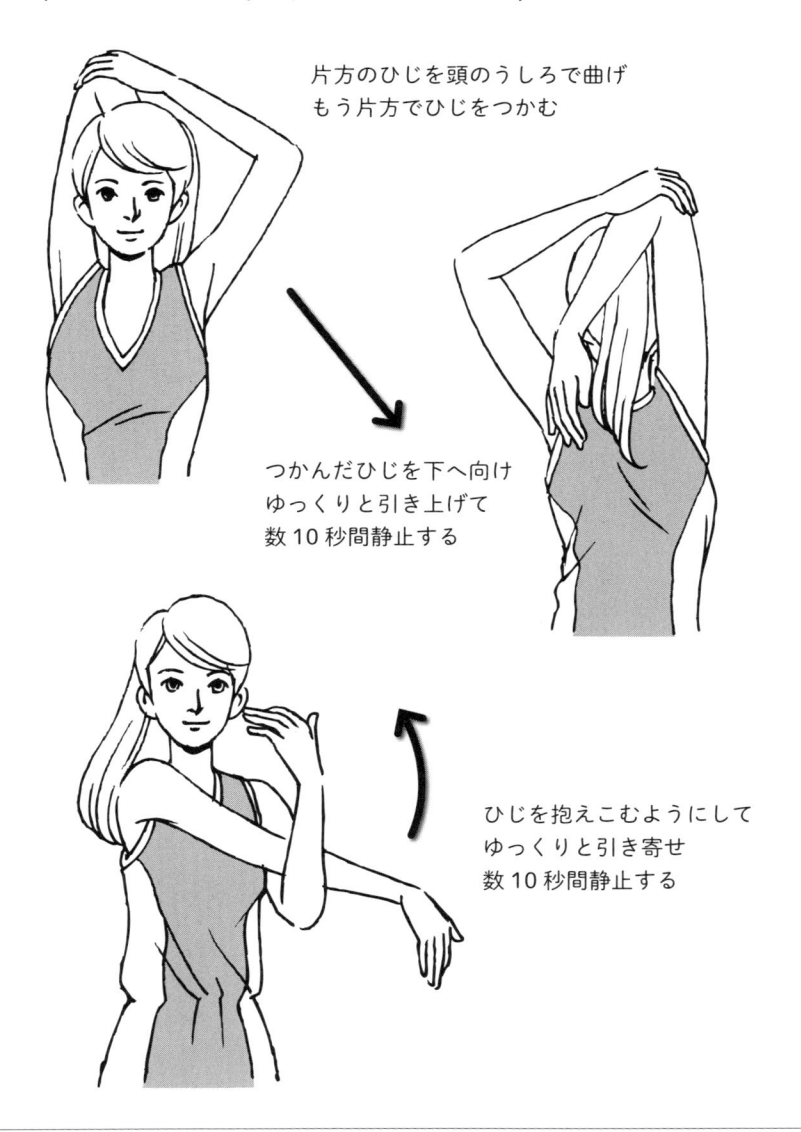

片方のひじを頭のうしろで曲げ
もう片方でひじをつかむ

つかんだひじを下へ向け
ゆっくりと引き上げて
数10秒間静止する

ひじを抱えこむようにして
ゆっくりと引き寄せ
数10秒間静止する

③胸と腹のストレッチ

両手を伸ばして後ろで組み
ゆっくりと上へ引き上げて
数10秒間静止する

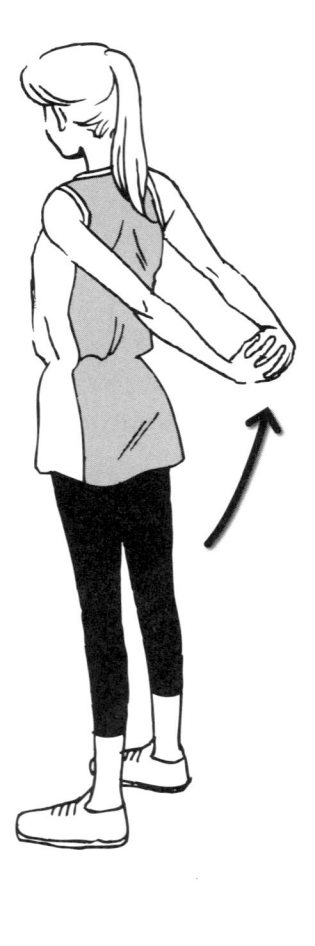

両手を腰にあて
ゆっくりとひねり
数10秒間静止する

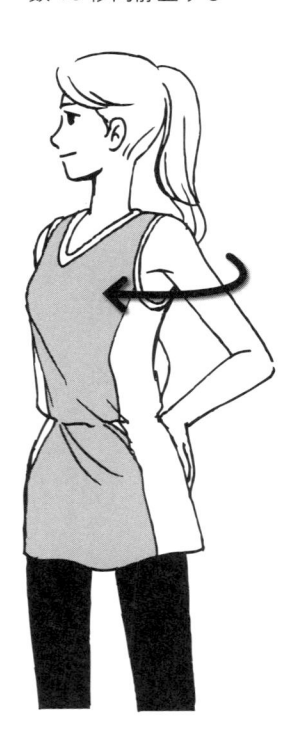

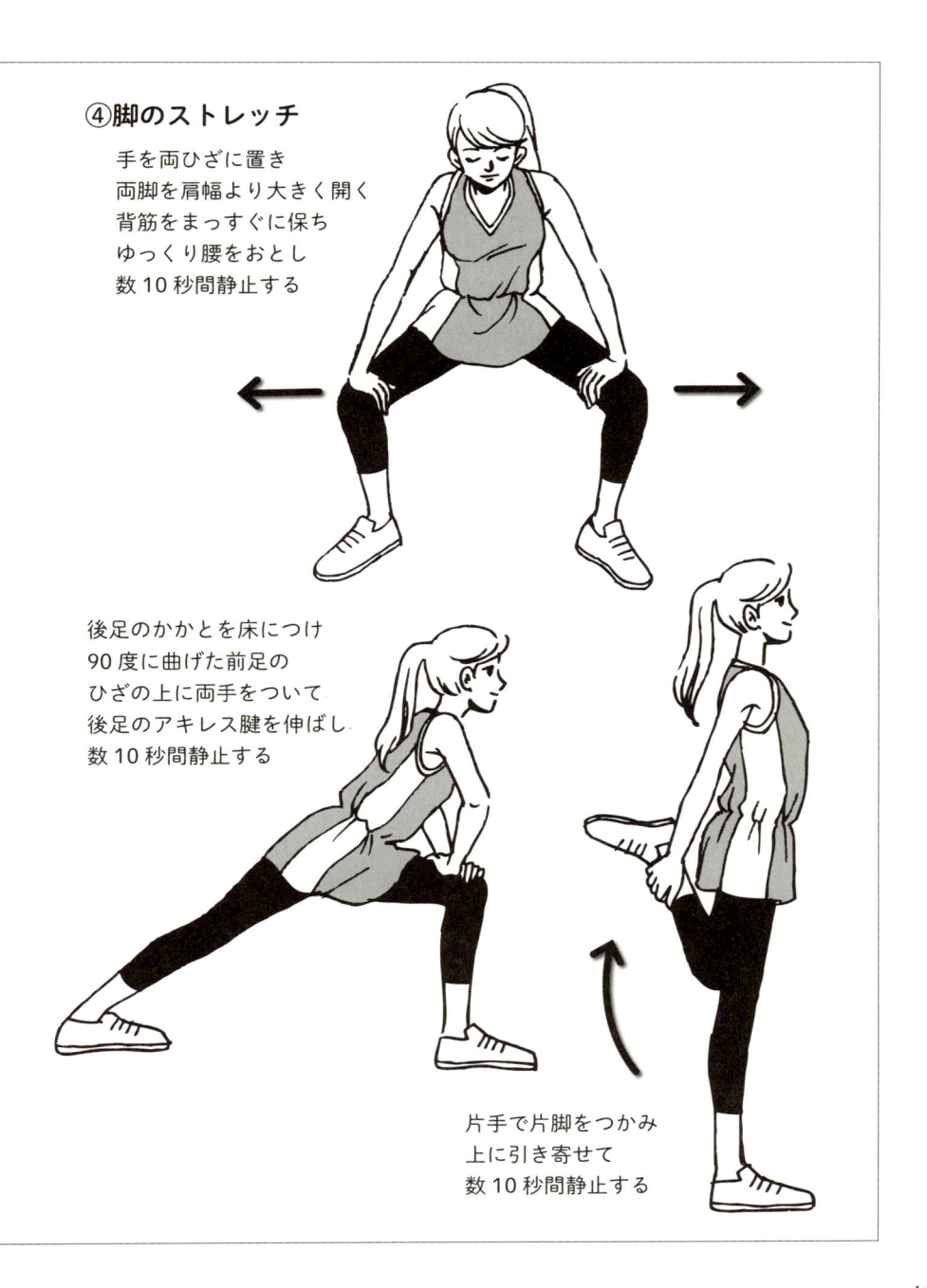

体脂肪を燃焼させるエクササイズ　講義7

④脚のストレッチ

手を両ひざに置き
両脚を肩幅より大きく開く
背筋をまっすぐに保ち
ゆっくり腰をおとし
数10秒間静止する

後足のかかとを床につけ
90度に曲げた前足の
ひざの上に両手をついて
後足のアキレス腱を伸ばし
数10秒間静止する

片手で片脚をつかみ
上に引き寄せて
数10秒間静止する

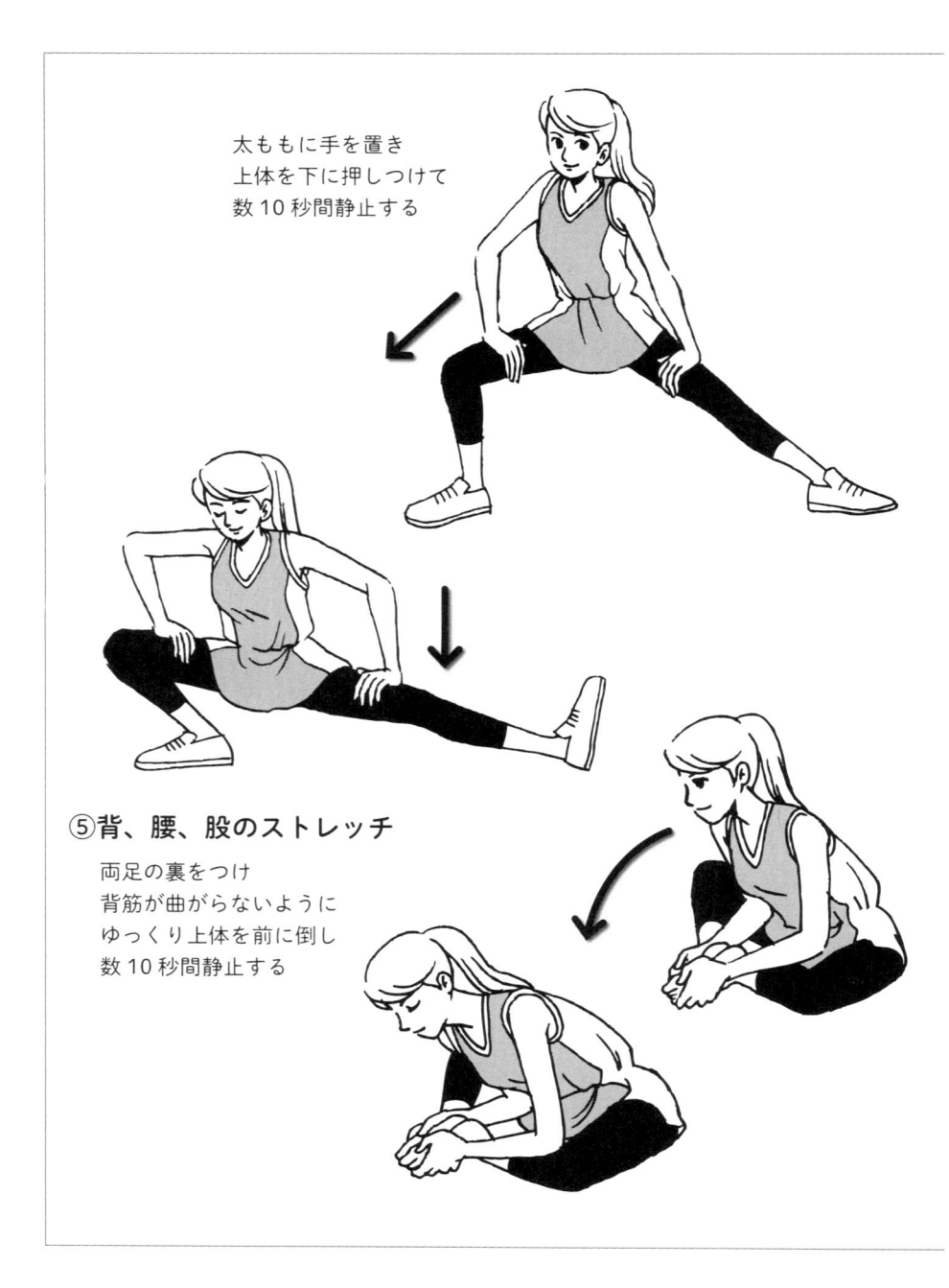

太ももに手を置き
上体を下に押しつけて
数10秒間静止する

⑤ 背、腰、股のストレッチ

両足の裏をつけ
背筋が曲がらないように
ゆっくり上体を前に倒し
数10秒間静止する

体脂肪を燃焼させるエクササイズ 講義7

背筋を伸ばし
ひじをひざにあてて
上体をゆっくりとひねり
数10秒間静止する

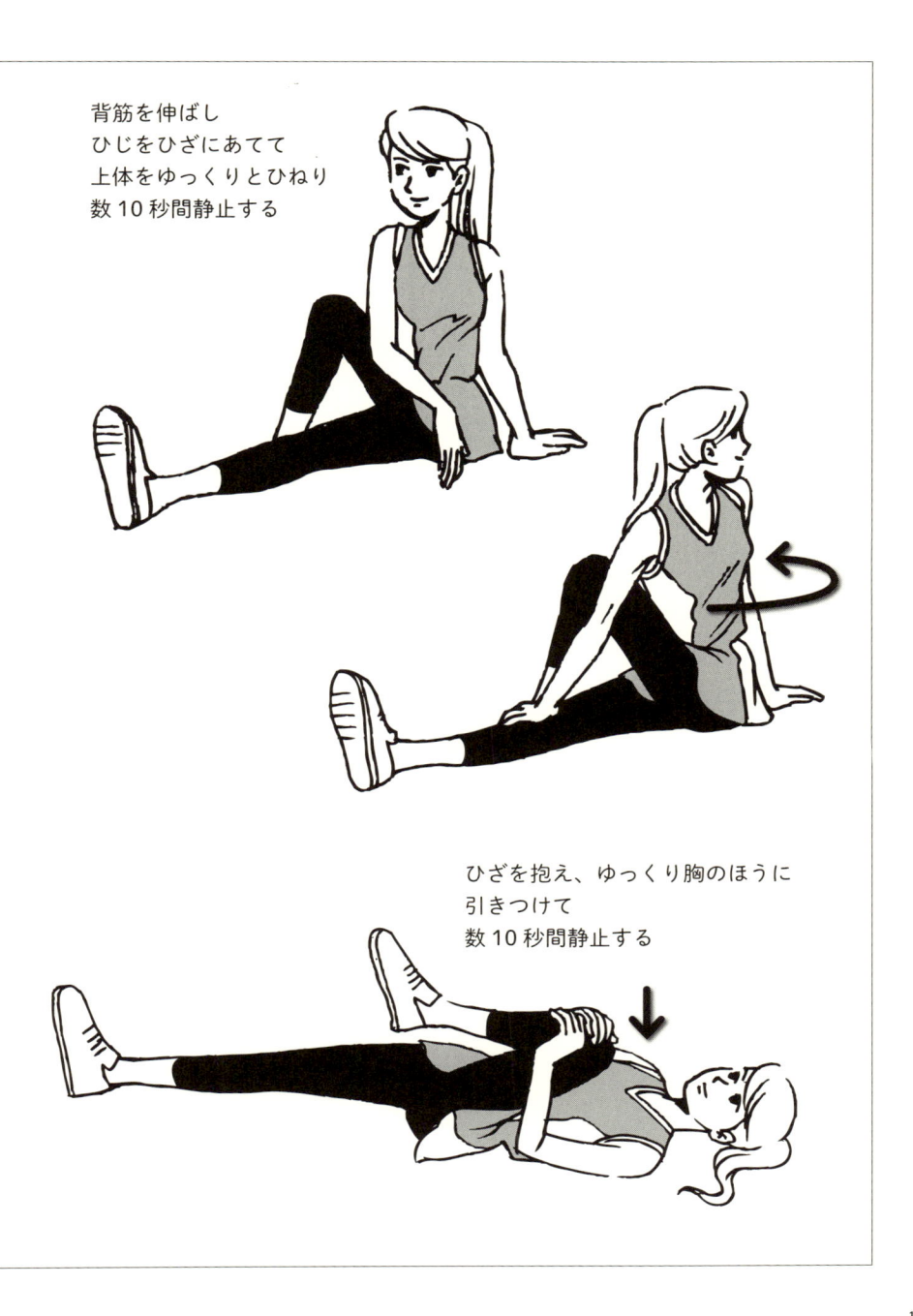

ひざを抱え、ゆっくり胸のほうに
引きつけて
数10秒間静止する

もうひとつの準備運動として、呼吸循環器系のウォーミングアップがあります。これは、ストレッチングをしたあとに、続けて行なってください。具体的には、呼吸器や循環器の機能を上げるために、数分間の比較的運動強度の高い、若干きつい運動を行ないます。

　たとえば、数分間ジョギングをするとか、あるいはその場でかけ足をする。よく陸上の選手が走る前に"もも上げ"をやっていますよね、あのような、ちょっときつめの運動を数分間だけ行ないます。

　今日からあなたも、ウォーキングに出かける前に、このウォーミングアップ2種類を5～10分間かけてやるようにしましょう。とくに寒い冬の朝に出かけるときなどには、安全性の向上のためにも、かならず準備運動をするようにしましょう。

　それからウォーキングやジョギングが終わったあとには、すぐに体の動きを止めてしまうのではなく、2～3分間はゆるやかな運動をつづけて、徐々に終了するようにしましょう。こうすることによって、心臓への負担がずいぶん軽くなるのです。これをスポーツ後の、"クーリングダウン"といいます。エクササイズが終わった後にも、しっかりと自分のからだの"ケア"をする習慣をつけましょう。

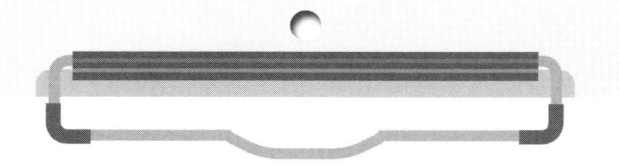

講義7のまとめ

①短時間のエクササイズでも積み重ねれば脂肪を燃やせる

②運動は「1回の継続時間」が問題でなく「1日の合計時間」が重要

③自分の年齢、体力にあった最適な「運動強度」を知る

④運動は毎日するのが効果的。3日おきでは効果が半減する

⑤運動中の突然死の4分の1は「ジョギング中」

⑥筋肉の温度を上げるウォーミングアップが不慮の事故を防ぐ

⑦ウォーミングアップには静的なストレッチが最適

講義 8 筋肉で体脂肪は燃える

■ 筋肉とは何かを知ろう

"運動をすると脂肪が燃える"という表現をよく聞くと思います。具体的にはいったい体のどの部分で、どのようなメカニズムで脂肪は燃えるのでしょうか？　これまでの講義でも少し説明をしましたが、実は脂肪は"筋肉"で燃えるのです。そこでまず、筋肉とは何かを学びましょう。

本書が、他のダイエット本と大きく違う点、そして、四国学院大学のダイエット法が高い確率で成功をおさめてきた最大の理由は、実はスポーツ科学の理論にもとづき、筋肉を強化しつつ、ダイエットのための運動実践をしている点にあります。いわばこれが、本講義の最大の特徴ともいえるでしょう。

ですから、これから述べる内容は、「ちょっと面倒くさ～い」と感じるかもしれませんが、そのメカニズムだけはしっかりと理解してほしいと思います。『理解は効果を高める』という言葉を信じ、頑張りましょうね。

さて、私たちの体にはたくさんの筋肉があります。そして、この筋肉はつぎの3種類に分けることができます。

> ①骨格筋（横紋筋）……体を動かす筋肉。この筋肉は骨についているため骨格筋と呼ばれる。拡大して見ると、明るい帯と暗い帯が交互に配列しているので横紋筋と呼ばれる。
> ②内臓筋（平滑筋）……内臓を構成する筋肉。この筋肉は横紋をもたないため平滑筋とも呼ばれる。
> ③心筋（横紋筋）………心臓の壁をつくっている筋肉。

この3種類の筋肉のなかで、①の骨格筋は、自分の意志で動かすことができるので『随意筋』と呼ばれます。しかし、②の内臓筋と③の心筋は『不随意筋』と呼ばれ、自分の意志で動かすことができません。もし、心臓の筋肉

を自分の"気分"で動かしたり止めたりできたら、ちょっと恐いし危ないですよね。そこで、このふたつの筋肉、心筋と内臓筋は自分の意志では動かせないのです。

　一般的に私たちが、"筋肉"というときには、自分の意志で動かせる腕や足や背中やおなかについている①の"骨格筋"をさしており、これは紡錘型をしています。紡錘型というのは円柱形の両端がとがった形のことです。中央が膨らんでいて両端がとがっている、昔、納豆が入っていたワラの形ですね（といっても、若い人や納豆になじみがない地域の方々にはわからないかもしれません……）。

　いずれにしても、この紡錘形の筋肉の両端が『腱』と呼ばれ骨とつながっているんです。もっとも有名な『腱』は、おそらく『アキレス腱』ですよね。これは、ふくらはぎの筋肉をかかとの骨にくっつけています。切れると痛いし、快復にはリハビリが必要になりますから、運動をするときには充分に準備運動をして、損傷しないように注意しましょう。

全身の"赤筋線維"を使って"体脂肪"を燃やそう

　筋肉は、幅が0.1mm前後、長さが数mm～数十cmの「筋線維」が寄り集まって、束になってできています。そして、この筋線維にはつぎの2種類があります。ちなみに、筋繊維1本は、おおむね髪の毛1本とおなじくらいの太さです。

---

①赤筋線維……赤みの濃い線維。大きな力を出すことはできないが、長時間にわたって力を出しつづけることができる長距離型の筋線維。別名『遅筋線維』。

②白筋線維……色の薄い白い線維。ごく短時間しか力を出すことはできないが、大きな力を出すことができる短距離型の筋線維。別名『速筋線維』。

これら、"赤筋"と"白筋"の2種類の筋肉は、魚にたとえて説明するとわかりやすいかと思います。

　"赤筋"は、赤みの強い筋肉線維で、魚でいうと"まぐろ"や"かつお"のような赤身の多い筋繊維です。回遊魚として知られている"まぐろ"は、長時間泳ぎつづけることができます。と、いうよりも、止まってしまうと窒息して呼吸ができなくなるため、たとえ睡眠中でも泳ぎつづけています。赤身の筋肉であるがゆえに、これが可能となります。

　いっぽう、"白筋"は、色の薄い白っぽい筋肉繊維で、魚でいうと"ひらめ"や"たい"のような白身の筋繊維です。"ひらめ"は、砂のなかでジッとしていて、餌が近づいたときに瞬間的に動いて、捕食します。"まぐろ"のように、長時間泳ぎ回ることはできませんが、大きな力を瞬間的に出すことができるわけです。

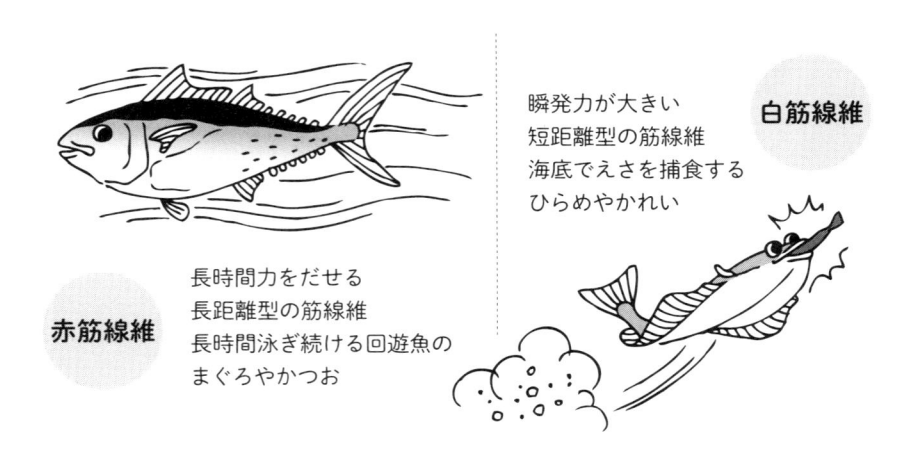

瞬発力が大きい
短距離型の筋線維
海底でえさを捕食する
ひらめやかれい

白筋線維

長時間力をだせる
長距離型の筋線維
長時間泳ぎ続ける回遊魚の
まぐろやかつお

赤筋線維

　人間である私たちは、この赤筋・白筋両方の線維をもっています。その割合は生まれながら遺伝的にほぼ決まっていて、およそ50：50（フィフティフィフティ）だといわれています。ただ、人によってはどちらかが非常に発達している場合があります。

　たとえば、赤筋線維が多い人ならば、これは遅筋線維が優位ということで、長時間にわたって力を発揮できるのですから、マラソン選手としての才能が

あるかもしれません。逆に白筋線維が発達している人は、瞬発力がすぐれている傾向が高いので、陸上競技100メートルのスプリンターとして大成するかもしれません。

ではこの2種類の筋肉のうちで、"脂肪"を燃やすのは、どちらの筋肉でしょうか？　答えは、"赤筋線維"です。赤筋は、脂肪を燃やしたときに出るエネルギーを使って運動、具体的には『筋の収縮』を行なっています。

いっぽう、白筋はグリコーゲン（糖）を燃やして運動をします。ですから、白筋線維を使って行なうような激しい短距離型の運動を繰り返し行なっても、脂肪はあまり燃えません。

したがって、赤筋を使って行なうような運動が、ダイエットには効果的であるということになるのです。

では、赤筋線維を収縮させて行なう運動の特徴をまとめてみましょう。

---

①赤筋は、長時間にわたる、ゆっくりとした動きを行なうため、瞬発的な運動には適していない。

②赤筋は、手足の深いところにある筋肉や、背骨のまわりの筋肉に多く存在する。

③赤筋は、脂肪を分解してエネルギーを出すときには、大量の酸素を消費する。

以上のことから、ダイエットに適した脂肪を燃やす運動が見えてきますよね。

つまり、『**体脂肪を燃やすためには、酸素を充分に取りこみ、ゆっくりと全身の赤筋線維を動かすような運動が効果的である**』という結論に達するのです。

ダンベル・エクササイズで、脂肪燃焼をアップさせよう

本講義ではさらに欲張って、もう一段階上の積極的ダイエットを求めたい

と思います。それは、どうせ筋肉のなかで脂肪を燃やすのならば、できるだけ大きな焼却炉でバンバン燃やしてしまおうということなのです。それには、どうすればよいでしょうか？　そうです、焼却炉たる"筋肉の量"を増やしてしまえばよいのです。

　筋肉は、ヒトのからだのなかでは最大の組織で、体重の約40％をしめています。そして、適切なトレーニングを行なったとき、筋力がアップし、筋持久力が増し、そして筋線維自体が太くなり、"筋肉の量"が増加します。このトレーニングが、実は"無酸素運動（アネロビクス）"なのです。

　これまでの講義で、ダイエットに適しているのは、有酸素運動（エアロビクス）であるということを繰り返し述べてきましたので、無酸素系のアネロビクスは意味がない、なんて思われている方がいるかもしれません。しかし、アネロビクストレーニングにも、非常に重要な意味があるのです。

　筋力をアップさせるためには、筋肉を収縮させるようなトレーニングをする必要があります。また、筋肉量を増やしたいならば、日常生活ではかけることのない強い負荷、これを"過負荷"といいますが、たとえばダンベルなどのオモリを使って、筋肉を収縮させるようなトレーニングを行ないます。こうすると筋肉は、筋線維が損傷して一時的に筋力が低下します。しかし筋肉は、およそ36〜72時間で元のレベルまで回復し、またふたたび負荷をかけられ、筋繊維が損傷したときに備えて、元のレベルを超えて筋線維を修復・成長させようとします。このような筋肉のメカニズムを『超回復』といいます。

　ちなみにダンベル体操をエアロビクス（有酸素運動）とカン違いしている人がいますが、これは筋トレなのでアネロビクス（無酸素運動）です。ですから、ダンベル体操だけをしても、体脂肪を消費させる効果はあまりありません。筋肉を鍛えることによって、脂肪を燃焼させる焼却炉たる筋肉を大きくするための"ベース運動"としてとらえるべきでしょう。脂肪燃焼を増進するためには、アネロビクスだけではなく、やはり有酸素系のエクササイズは必須なのです。

　ダンベルを用いてのアネロビクストレーニングのポイントは次のとおりです。

筋肉で体脂肪は燃える　講義8

ダンベルエクササイズのポイント

- はずみ（反動）をつけず、ゆっくり徐々に伸ばしていく
- ダンベルの重さは、0.5〜2kgくらいの軽めのもので、500mlのペットボトルに、水や砂を入れたものでもOK
- 手首を少し内側に曲げてしっかりと握り、一つの運動を2〜3秒かけて、呼吸を止めずにゆっくりと行なう
- それぞれの体操を10〜20回、これを自分の筋力と相談をしながら、2〜3セット
- ストレッチ運動などの準備運動を充分に行なう

ダンベル体操の基本姿勢

① 肩幅くらいに脚を開き、背筋を伸ばす
② おなかに力を入れ、上体を前へ傾ける
③ ひざを曲げ腰を落とす

ダンベルの握り方

① 手のひらの中央でダンベルのグリップを強く握る
② そのまま手首をやや内側に

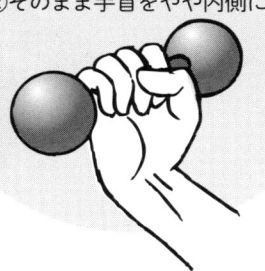

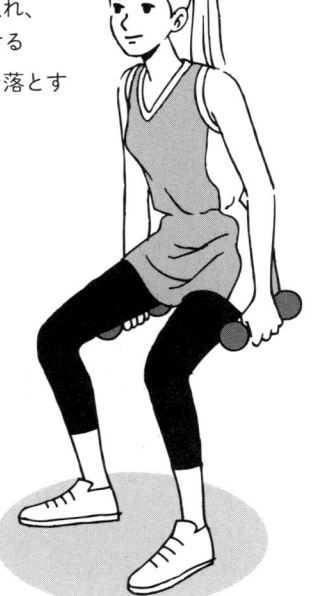

1 押し上げ・下げ運動
（左右交互に 10 ～ 20 回）

① ダンベルを肩の位置でかまえ、ゆっくりと片方の腕をまっすぐ上げる
② 上げた腕を下ろしながら、反対の腕を上へ

2 引き上げ・下げ運動
（1セット10～20回）

① ダンベルを握った両手を「ハ」の字にかまえる
② ダンベルを胸の位置まで引き上げる

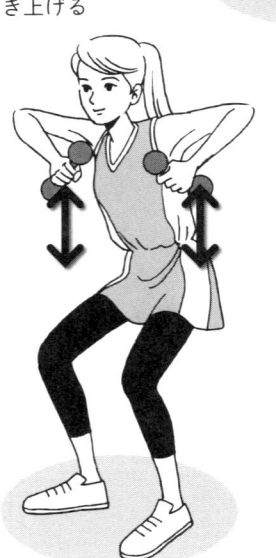

3 脚の屈伸運動
（1セット15～20回）

① 背筋を伸ばし前傾し、軽くひざを折る
② 腰をゆっくり落とし、立ち上がる

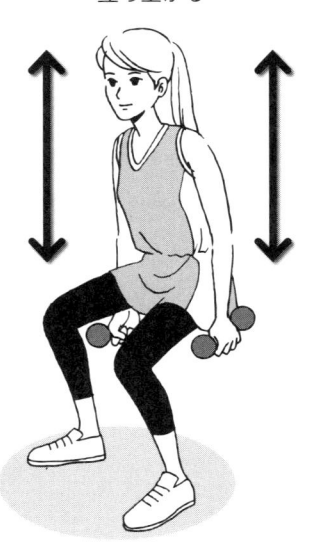

4 上体左右ひねり運動

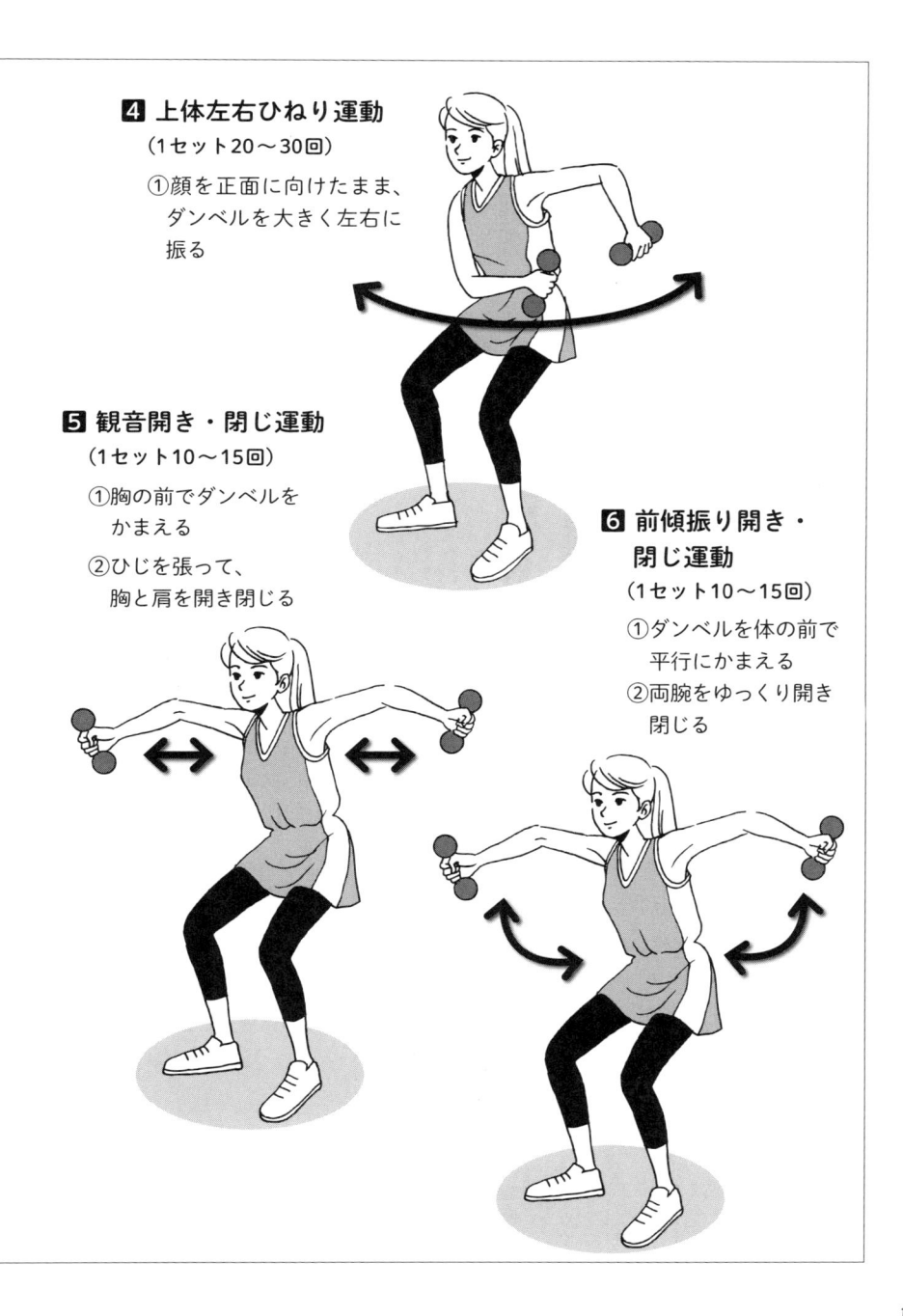

（1セット20〜30回）

①顔を正面に向けたまま、ダンベルを大きく左右に振る

5 観音開き・閉じ運動

（1セット10〜15回）

①胸の前でダンベルをかまえる
②ひじを張って、胸と肩を開き閉じる

6 前傾振り開き・閉じ運動

（1セット10〜15回）

①ダンベルを体の前で平行にかまえる
②両腕をゆっくり開き閉じる

7 両手巻上げ・下げ運動

（1セット10〜15回）

① 肩幅くらいに脚を開き立つ
② 両手の手首を巻き込んだまま、引き上げ下ろす

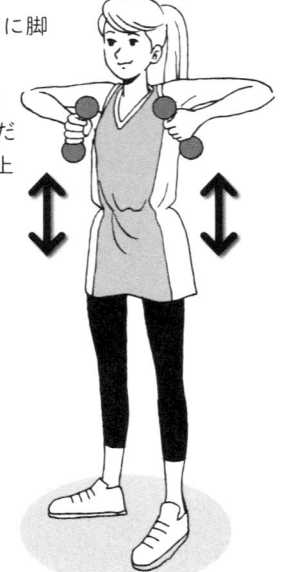

9 片手引き上げ・下げ運動

（左右各10〜20回）

① 手の甲を外側に向け、腰をしっかり落とす
② ゆっくりダンベルを引き上げ、下ろす

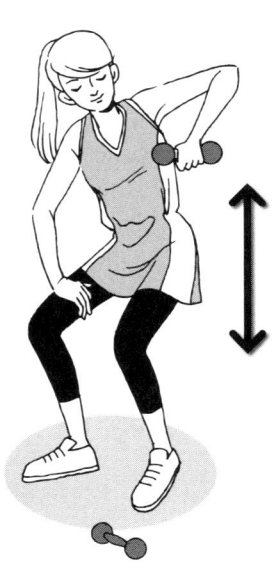

8 片手巻上げ・下げ運動

（左右各10〜20回）

① ひじを固定し腰をおろす
② ゆっくりダンベルを巻き上げ、下ろす

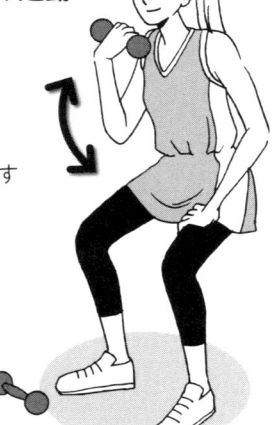

筋肉で体脂肪は燃える　講義8

10 片手後方振り上げ・下げ運動
（左右各 10 ～ 20 回）

① ひじを曲げて胸の前にダンベルをかまえる

② ゆっくり後方に振り上げて、振り戻す

12 頭後方 両腕曲げ・伸ばし運動
（1 セット 10 ～ 15 回）

① 両手でダンベルを持ち、両腕、肩を伸ばし、頭上にダンベルを上げる

② ひじを曲げて、頭の後ろに下ろす

11 両手前方 振り上げ・下げ運動
（1 セット 10 ～ 15 回）

① 両手でダンベルを持ち、背筋を伸ばし前傾し、軽くひざを折る

② 一気に頭上まで振り上げ、ゆっくりと下ろす

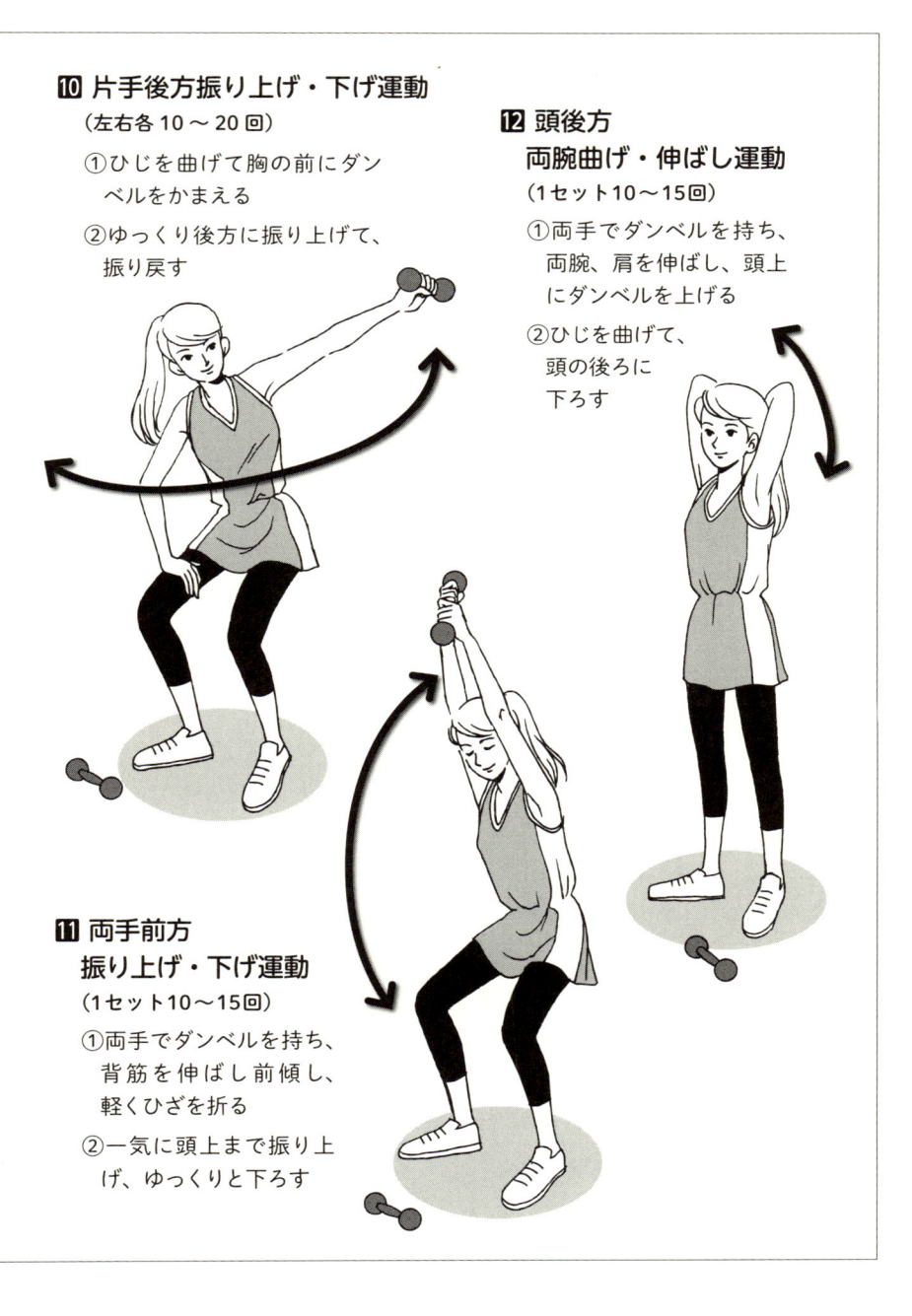

■ 中年太りは、筋肉の低下が大きな原因

　私たちの体の構成、体組成などといいますが、これは当然のことながら年齢とともに変化してきます。たとえば脂肪に関しては、基礎代謝量の低下や日常活動エネルギーの減少により、年齢とともに体脂肪率が高くなっていくというのは、理解していただけたと思います。

　それでは"筋肉"は、年齢によってどのように変化していくのでしょうか？

　"筋肉量"は、個人差はあるものの、加齢とともに40歳から年に約0.5%ずつ減少し、65歳を越えると減少率が増大され、最終的に80歳までに30%～40%の低下がみられるといわれています。いっぽう、"筋力"の加齢による変化は、筋肉量の変化より遅く、およそ50歳まで筋力は維持され、50歳～70歳で、10年間に約15%ずつ減少するといわれています。

　ですから、平均的にみた場合には、20歳代の筋肉を100%とした場合、70～80歳代になったときには、筋肉は量・パワーともに、およそ70～80%程度まで低下してしまうということなのです。2~3割も減少してしまったのでは、おじいさんやおばあさんになって腕や足が細くなってくる、あるいは体が支えきれず姿勢が悪くなってくるのはあたりまえですよね。

　実は、この加齢にともなう筋肉の減少が、中高年の方々のダイエットを困難にしているひとつの原因でもあるのです。前述したように、体脂肪は筋肉のなかで燃えます。ですから、できるだけ多くの筋肉がほしい。ところが、このように、年を経るにしたがって筋肉量は減少し、さらに日々の基本的消費エネルギー、つまり基礎代謝量も低下してきてしまうのです。その結果として、"中年太り"になってしまうんですね。

　最近、『**ロコモティブシンドローム（運動器症候群）**』が問題視されてきています。これは、「運動器官の障害によって日常生活で人や道具の助けが必要な状態、またはその一歩手前の状態」をいいます。つまり、"自力で歩けなくなってしまう"ということです。2012年には、このロコモティブシンドロームの該当者は、予備軍を含めて全国に4700万人いると推計されています。単純計算すると、"国民の3人に1人以上が、将来、寝たきりになる可能性がある"という驚くべき数字です。そしてその兆候は、実は40歳代

からすでに始まっているといわれ、「筋力が低下したり、関節に疾患を持っていたり、骨粗鬆症などで骨がもろくなっていたりする」ことによって運動機能が低下し、日常生活に支障が出てくるのです。筋肉の低下をあなどってはいけませんね。

■ タンパク質を摂取していますか？

　ではこの筋肉量や筋力の低下は、仕方のないことなのでしょうか？　高齢者になると、手足が細くなり、背中も丸くなり、腰が曲がってくる。そういった筋肉の減少や骨の老化は、避けられないものなのでしょうか？

　実は、日本人の中高年の方々の筋肉のヤセの原因が、わかってきています。その原因の一つは、"タンパク質の摂取不足"でした。たしかに、私たち日本人の食生活を考えてみると、若いときにはよく食べていた肉や卵などのタンパク質を、"中年"といわれる年齢にさしかかるころからあまり食べなくなる傾向があります。年齢とともに、食事の嗜好は変わってくるものだといわれていますが、中高年になってからは、肉などの脂っぽいものよりも、煮物や漬け物などのあっさり、さっぱりとしたものを好むようになってきますし、食も細くなってきますよね。

　数年前、老人クラブ連合会で講演をしたときに、会場のみなさんに、「肉や卵を毎日食べている人、手を上げてください」と尋ねたところ、全体の2～3割ほどしか挙手しなかったので驚いた経験があります。成人の場合、一日に必要なタンパク質の量は、体重1kgあたり1～1.3gといわれています。厚生労働省の「たんぱく質の食事摂取基準」（2010年版）によると、成人男性で一日に60g、成人女性で50gを摂取の推奨量としています。

　これくらいのタンパク質量を毎日摂取しないと、筋肉はどんどん細くなってしまうのです。また、スポーツをしていて、より筋肉を増強させたい場合には、体重1kgあたりで約2gのタンパク質が必要となります。

　男性の一日の摂取目安量60gのタンパク質を、肉だけからとると仮定すると、肉の成分の20％、約5分の1がタンパク質ですから、なんと300g

のステーキを毎日食べなければいけなくなる！　という計算になってしまいます。これではたいへんですよね。ですから、いろいろな食品からタンパク質を摂取する必要があるのです。

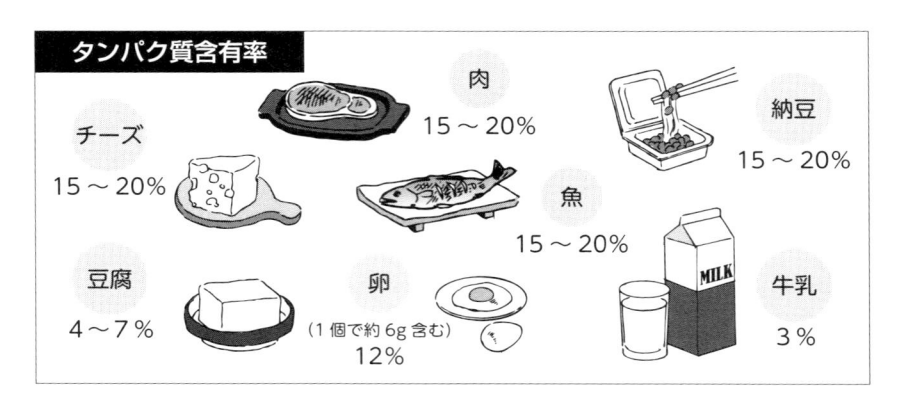

タンパク質含有率

- チーズ　15〜20%
- 肉　15〜20%
- 納豆　15〜20%
- 豆腐　4〜7%
- 卵（1個で約6g含む）12%
- 魚　15〜20%
- 牛乳　3%

　たとえば、さまざまな食品のタンパク質含有率をあげると、肉や魚、あるいはチーズで約15〜20%、卵で約12%（卵1個で約6g）、豆腐で4〜7%、納豆で15〜20%という数字になっています。牛乳にも含まれますが、3%ほどしかありませんので、コップ1杯200mlを飲んでも6gの摂取にしかなりません。しかし、牛乳にはカルシウムも含まれていますし、液体ですからほかの食品にくらべて大量にとることができますので、おすすめです。もし乳アレルギーがあるのであれば、豆乳を飲むというのもいいですね。

　以上のようなことから、肉や卵もイヤがらずに食べていただきたいと思います。ダイエットの受講生は、ともすれば「肉や卵を食べると太るから……」といいます。たしかに肉を食べれば、イヤな脂肪もとることになってしまいます。しかしだからといって、タンパク質をとらなければ、筋肉がヤセてしまい焼却炉が小さくなって、効率のよい脂肪の燃焼ができなくなるわけですから、ダイエットにとっては都合が悪いのです。

　タンパク質をしっかり摂取したうえで、いっしょにとってしまった脂肪は、有酸素運動で燃やしてしまう！　つまり、脂肪摂取を恐れるのではなく、"食べたら燃やす"というふうに、積極的かつ前向きに考えてほしいと思います。

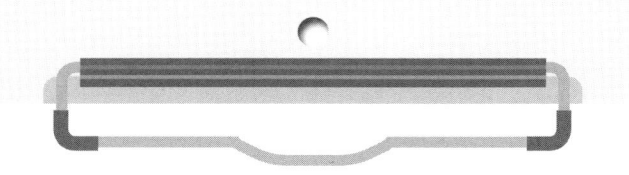

講義8のまとめ

①筋肉は「骨格筋（横紋筋）」「内臓筋（平滑筋）」「心筋（横紋筋）」の3種類

②長時間にわたって力をだすことができる長距離型の「赤筋線維」

③大きな力をだすことのできる短距離型の「白筋線維」

④脂肪を効果的に燃やすことができるのは赤筋線維を動かす運動

⑤ダンベル体操は、脂肪を燃焼させる焼却炉たる筋肉を大きくする

⑥筋肉量の減少が基礎代謝量を低下させ、「中年太り」へ

⑦タンパク質をとらないと、効率のよい脂肪燃焼ができない

講義 9 ダイエット日誌をチェックする

■ これまでの自分の体重・体脂肪率の推移をグラフに書きこもう

みなさんがダイエットを心に誓い、"行動"を開始してから2ヵ月が経過しました。そこで、これまでダイエット日誌に記録してきた8週間分の『体重』と『体脂肪率』を、次ページのグラフにそれぞれ書きこんでみましょう。まずは、記入例をごらんになってください。

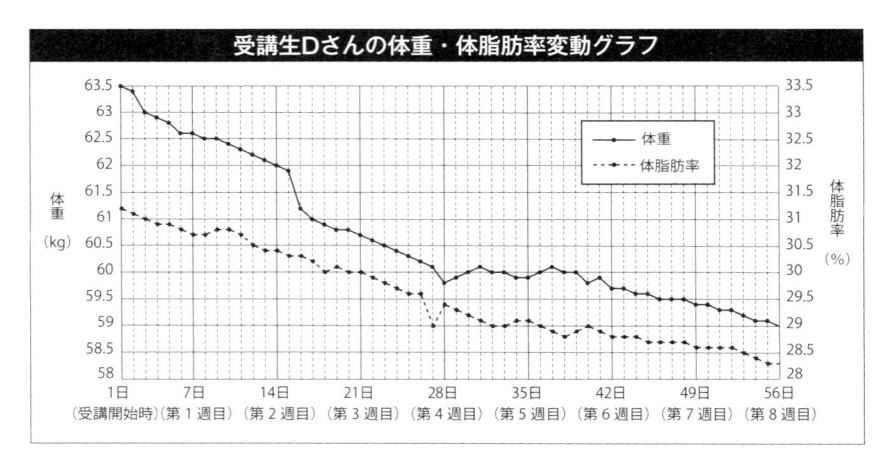

受講生Dさんの体重・体脂肪率変動グラフ

これは受講生Dさん（女性）の体重・体脂肪率の推移です。実線が体重、点線が体脂肪率です。彼女は受講開始時には体重が63.5kg、体脂肪率が31.2%ありました。それが4週間で、体重が59.8kg、体脂肪率が29.4%と、順調に数値が下がってきています。そして翌週から、グラフがやや横ばい状態になっているのがわかります。これは、あとに述べる"停滞期"に入ったことを意味します。その後、ふたたび下がり始め、8週め直前には体重59.2kg、体脂肪率は28.3%になり、最終的に体重は59.0kg、体脂肪率は28.3%まで低下しました。

それでは、あなたもおなじように自分のこれまでのデータをもとに、実際グラフを書いてみましょう。縦軸の左が体重、右が体脂肪率の数値です。体重は一目盛りが500g、体脂肪率は一目盛りを0.5%として、自分の体重や体脂肪率を基準にして、縦軸の目盛りのところに数字を書きこんでください。

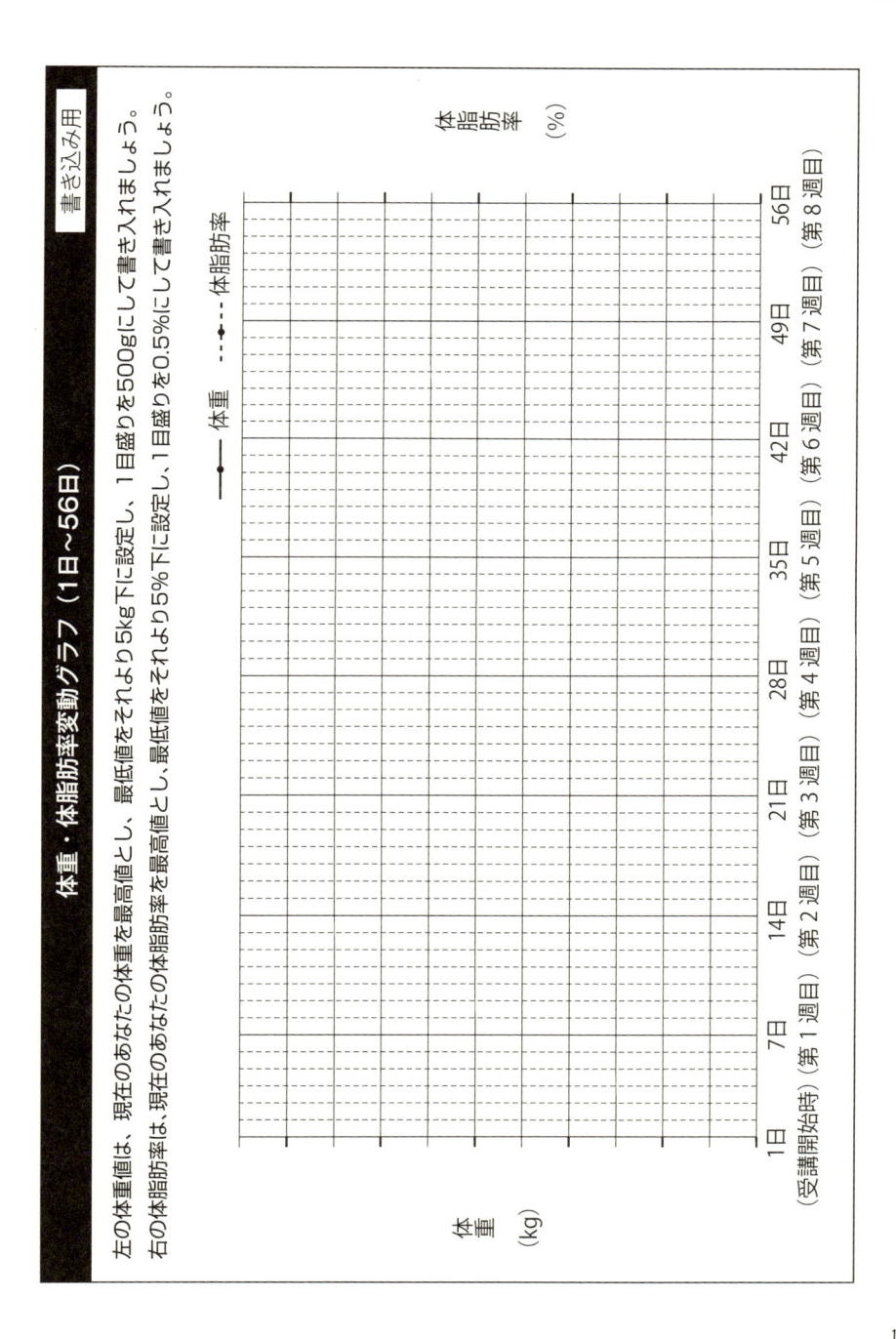

体重・体脂肪率変動グラフ（1日～56日）

書き込み用

左の体重値は、現在のあなたの体重を最高値とし、最低値をそれより5kg下に設定し、1目盛りを500gにして書き入れましょう。
右の体脂肪率は、現在のあなたの体脂肪率を最高値とし、最低値をそれより5%下に設定し、1目盛りを0.5%にして書き入れましょう。

―●― 体重　--●-- 体脂肪率

縦軸（左）：体重 (kg)
縦軸（右）：体脂肪率 (%)

横軸：
- 1日（受講開始時）
- 7日（第1週目）
- 14日（第2週目）
- 21日（第3週目）
- 28日（第4週目）
- 35日（第5週目）
- 42日（第6週目）
- 49日（第7週目）
- 56日（第8週目）

ほとんどの方は、ダイエット効果が現われ、体重も体脂肪率も右肩下がりのグラフになるはずですから（たとえそうでなくても、ここで投げ出してはいけませんよ！）、ダイエット開始時の体重・体脂肪率を縦軸の上のほうに設定すればよいと思います。つぎに横軸ですが、これは日付です。これまで8週間分、56日間の目盛りがとってありますので、日々の体重、あるいは体脂肪率の数値をまずは点で記入してください。もし、日誌に記入するのを忘れたり、計測を忘れたりした日があったら、そこは無記入でかまいません。

　記入できましたか？　では点を定規で結んでみましょう。いかがでしょうか、順調に体重・体脂肪率は下がってきていますか？

　これ以降、つまり9週め〜15週めまでの体重・体脂肪率の推移は本章のいちばん最後、138ページのグラフに記入します。

　さて、本学のダイエット講義受講生たちの記録を見てみると、大きく以下の3つのタイプに分けることができました。

---

①ダイエット開始時から、順調に一定のペースで体重も体脂肪も落ちている。
　＊グラフは直線的な右肩下がりになる。

②ダイエット開始時から、順調に一定のペースで落ちてきたものの、この1〜2週間は体重・体脂肪ともにほとんど変動がない。
　＊グラフは約4週間の右肩下がりののち、横ばい状態になっている。

③体重・体脂肪の増減を繰り返しつつも、ダイエット開始時からくらべると、若干数値が下がってきている。
　＊グラフは上下動の激しいギザギザのものになっているが、開始時よりは下がっている。

■8週間で10kg以上のダイエットは、落としすぎ！

　さて、みなさんのグラフは、以上3つのタイプのどれにあてはまっているでしょうか？

ダイエット日誌をチェックする　講義9

　もしかして、④体重・体脂肪も、ともに増えてしまった！　グラフは右肩上がり！　という方もいるかもしれません。でも、あせったり、嘆いたり、あきらめたりする必要はありません。その場合はもう一度、講義1に戻って、第1週目からやり直しましょうね。

　では、以上の①～③を順に検証していきましょう。

　①のグループは、きわめて順調にダイエットが実践できているグループです。間食を減らすこともできましたし、エクササイズもコンスタントに毎日こなしている。見た目にも少しスリムになって『ダイエットをしていることが楽しくてしょうがない！』というような状況です。このパターンに入っている人は、その状態をくずさないようにつづけていきましょう。

　ただし、もし体重の減少がグラフ用紙に入りきれないほどに、つまりこの8週間で10kgを超えて減量してしまった人は"要注意！"です。あなたは、体重の落としすぎです。

　『ムリに食事を少なくしていないか？』『過度なエクササイズをしすぎていないか？』などをチェックしてください。そのような無理なダイエットは、ほとんどの場合、長つづきしません。

　本講義では、1ヵ月で体重の5％以内、ひとつの目安として1週間に1kgの体重低下を限度としています。これ以上の減量は認めません。おおよそ1ヵ月で2～3kgのペースで減量できるのがベストです。これを目安にしてください。

　もちろん、ダイエット開始時の体重によっても違うのですが、たとえば、体重60kgの肥満女性で、1ヵ月に3kgがリミットです。体重100kgの男性でも、5kgを減量値のマックスと捉えましょう。

　1週間に500gの減量、つまり1ヵ月で2kgのペースで落としたとしても、半年で12kgも減量できるのですから、あわてて一気に落とす必要はないのです。

　つぎに②のグループですが、ダイエットを始め、とても順調に体重が落ちてきたのに、約1ヵ月を経過したころから体重・体脂肪が落ちなくなってきている。「きちんといわれたことを実践しているのに……。どうして？」という状況だと思います。

これがダイエットで問題となってくる、ひとつの"カベ"なのです。多くのダイエッターたち（ダイエットに取り組んでいる人を、これからはこう呼びましょう）が、ここであきらめてしまったという調査報告が多数あります。私のところにも「もうこれが、私のダイエットの限界なのでしょうか？」などと深刻な顔で相談に来た受講生がいました。

■ "停滞期"を乗り越えたときから本当のダイエットが始まる

　これが講義3で説明をした『ホメオスタシス』の仕業なのです。もしかすると、あなたの体は、つぎのように嘆いているかもしれません。
　「これまではたくさんの"脂肪"を脂肪細胞に蓄えて、余裕たっぷりの備蓄状態だったのに、8週間前からお菓子の量は減っちゃうし、毎日とってもたくさん歩くし、脂肪の貯金がどんどん少なくなっちゃって、もう冗談じゃない、こんなの耐えられない……」と。
　要するに、体にプログラムされている防御機能が、"飢餓へ向けての危険信号"と判断し、その結果、基礎代謝を低下させ、体脂肪の分解をストップさせているのです。そのため、体重・体脂肪率が横ばい状態の"停滞期"に入り、これ以上の体重低下に歯止めをかけていると考えられます。
　しかし、この状態は、裏返せば"ダイエットが順調に進んでいる証"でもあるのですから、ここで挫折してはいけません。これは、あなただけに運悪く起きていることではないのです。遅かれ早かれ、ほとんどのダイエッターは、この"停滞期"を経験する日がやってきます。しかも、それは一度だけとはかぎらないのです。また数週間後、あるいは数ヵ月後に起こってくるかもしれません。
　『ダイエッターたちの失敗の多くは、この停滞期を越えられないことにある』ということを再認識しましょう。ここが"がんばりどころ"です。あなたの本当の体重・体脂肪の低下は、この停滞期を越えたときから始まります。
　突然、目の前の霧が晴れるように、数日、あるいは数週間後には、またあなたの体重・体脂肪計のデジタル値は下がりはじめるでしょう。その日まで、

じっと我慢です。ただし、食事・間食はこれまでどおり、運動も一日一万歩を守りつづけてくださいね。

さて、最後に③の体重・体脂肪が遅々としてなかなか下がってこないグループですが、受講生においても、数名にこのような状態がみられました。

すべて女子学生で、いっしょに受講している友だちが確実に体重・体脂肪値を落とすなか、彼女たちの"焦り"は、かなりのものでした。なかでもNさんは、4週めに体重が受講前よりも、わずか1kgですが減少ではなく、"増加"してしまいました。

そこで、彼女も含めてこの傾向を持つ学生たちと、ダイエット日誌をもとにしてかなり細かな点まで明らかにすべく面談を実施したのですが、その結果つぎのような共通点を持っていることがわかりました。

それは『この1～2年のあいだにダイエットに失敗した経験があり、"リバウンド"を起こしている』というものでした。この『リバウンド現象』が、たいへんやっかいなものだということを、以後、彼女たちは思い知らされ、悩まされることになるのです。

■ リバウンドは"停滞期"を乗り越えられないところから起こる

"リバウンド"とは、『ダイエットをした人が、その後、ふたたび体重を戻してしまう』という現象をいいます。ある調査では、ダイエット経験のある人の7割が、なんと3年以内に体重を元に戻すか、あるいは、もっと肥満になってしまっているという悲しい報告があります。

先ほど、ホメオスタシスがはたらき"停滞期"を迎えるという話をしました。ではこのとき、私たちの体のなかでは、どのようなことが起きているのでしょうか？　ダイエットを開始すると、私たちの脳が危険を感じ、基礎代謝を下げ、体脂肪の分解をストップするのは前に述べたとおりですが、実はこれ以外に、体はある準備を始めます。それが、『食べ物のエネルギーを効率よく脂肪に変える』という機能なのです。

つまり、この停滞期というのは、いいかえれば『体は太りたくてムズムズ

している』ような、たいへん危険な状態にあるのです。

　ですから、ここでダイエットをあきらめ、前のような「間食いっぱい、お腹もいっぱい」の生活に戻ると、たちまち元の状態に戻ってしまいます。いいえ、元の状態どころか、前とおなじ体重に戻ったとしても、体は脂肪をつくる準備をして待っていたわけですから、戻った分の体重のほとんどが脂肪で、しかもこれらは内臓脂肪になるといわれているのです。

　むしろ、元の体重に戻った人はまだラッキーなほうで、前以上に脂肪太りをして体重を増やしてしまう人も少なくありません。

　このようにダイエットとリバウンドを繰り返す人を『サイクルダイエッター』というふうに呼びます。また、このようなおなじ失敗を何度も重ねる現象のことを"ヨーヨー現象"などともいいます。

　マウス（ねずみ）を使った、ダイエットとリバウンドを繰り返させる実験によると、一度めに減量させたときには21日間（3週間）かかり、元の体重に戻るのに46日間（7週間弱）かかりました。ところが、リバウンドを起こしたあとに、おなじように減量させたところ、今度は46日間（7週間弱）と、倍以上も時間がかかったにもかかわらず、元の体重に戻るにはわずか14日（2週間）しかかからなかったというのです。

1回めと2回めのダイエットでは	1回めと2回めのリバウンドでは
1回めのダイエット　約3週間かかる　／　2回めのダイエット　約7週間かかる	1回めのリバウンド　約7週間かかる　／　2回めのリバウンド　わずか2週間
何度も行なうとヤセにくくなる	何度もリバウンドすると太りやすくなる

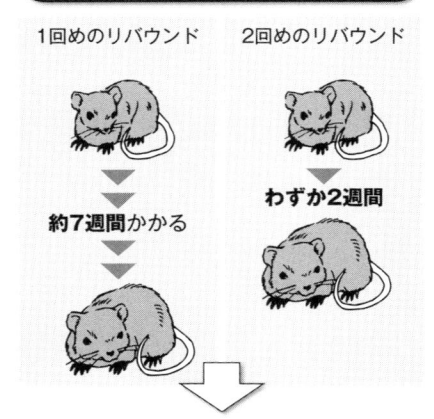

そして、このように**減量→リバウンド→減量→リバウンド**を繰り返していると、どんどんヤセにくく、太りやすい体質になっていってしまうのです。これを『ウェイト・サイクリング現象』と呼んでいます。
　先ほどの、③体重・体脂肪率が遅々としてなかなか下がってこない受講生たちですが、彼女たちはまさしく"サイクルダイエッター"でした。これまでのダイエットの失敗が、彼女たちの体を体重・体脂肪率を落ちにくい状態に変えてしまっていたのです。
　しかしこの学生たちも、6～8週めを経過するころからダイエット効果が現われはじめ、その後は順調に体重・体脂肪率を低下させていきました。
　そのひとりであるMさんは、ダイエット講義を受ける前の1年間に、2度のダイエットに失敗しており、本人はもうヤセることを半ばあきらめていたようです。しかし、そんな彼女でも7週めから体重が落ちはじめ、15週めには体重が2.2kg減、体脂肪率も3.6％減少しました。

■男と女の体脂肪率の違いをよく知っておこう

　大学の教員をしていると、学生たちはさまざまな質問や疑問を持って研究室を訪れます。
　ダイエット講義がマスメディアなどでとりあげられ、話題になってから多かったのが、運動部に所属する女子部員たちの来訪でした。そしてその多くは、「体脂肪率を下げたいんですが、どうしたらいいでしょうか？」という質問を投げかけてきました。
　ところが、このように聞いてくる学生の多くは、特別太っているわけでも、脂肪がついているわけでもないのです。ちなみに体脂肪率を尋ねてみると、多くは20％前後で、理想的な標準値なのです。
　また、一般学生で多いのは「どうすれば部分ヤセはできるのでしょうか？」という質問でした。この"部分ヤセ"については講義12で詳述しますので、ここでは標準値であるにもかかわらず、運動部の学生たちが、さらに体脂肪率を下げたいという点について考えてみましょう。

女性と男性の体が違うということは、みなさんよくわかっていると思います。では、「具体的には何が違うのでしょう？」と尋ねられたら、説明することができますか？

　まず、体脂肪量の違いを見てみましょう。思春期（ふつう男性で13～16歳、女性で12～14歳ごろ）までは、男女の体脂肪量には差異はみられず、差が現われはじめるのは思春期後であるといわれています。とくに女性は、思春期後から体脂肪量が急激に増加し、女性としての体を形成していきます。たとえば、皮下脂肪をくらべてみると、女性は思春期以降に乳房、臀部、大腿（太もも）のつけ根などに男性よりも多くの脂肪が蓄積していきます。

　また、肥満の男女の皮下脂肪分布を見てみると、男性の場合は腹部の脂肪蓄積が多く、女性は全身の皮下脂肪が厚くなる傾向があります。ですから女性の場合は、全体的に体が丸みを帯びてくるのです。

　いっぽう、内臓脂肪をくらべると、これは女性よりも男性のほうが多くついていることがわかります。ですから、男性の場合はリンゴ型（内臓脂肪型）となり、女性の場合には洋ナシ型（皮下脂肪型）になるのです。ただし女性でも、閉経後は急速に腹部に脂肪が蓄積し、男性型の皮下脂肪分布であるリンゴ型に近づくといわれています。

　ところで、脂肪細胞にも男女差はあるのでしょうか？　実は、大人の男女の脂肪細胞は、ひとつずつの大きさはほぼおなじです。ところが、重さを調べると、脂肪細胞1個の重さが男性で0.35μg（マイクログラム＝100万分の1g）、女性で0.5μgですから、女性のほうが1.4倍重いのです。脂肪細胞の数も、男性よりも女性のほうが多いことが報告されています。ちなみに、男性の体脂肪にくらべると、女性は1.5倍の体脂肪量を持っているといわれています。

　いっぽう、除脂肪細胞の割合でくらべた場合には、女性は男性の65％という数字になります。ですから、男性にくらべると女性は約3分の2の筋肉や骨の量ということになりますので、一般的に腕力や脚力などの数字が低くなり、運動能力の男女差というのが出てくるのです。

　さて、ここに前出の運動部の女子部員たちの"ジレンマ"があるのです。

「中学や高校入学時のような体の"キレ"がなくなってきている。男子部員とおなじ筋力トレーニングをしているのに、自分には筋肉がつかず、太もものあたりには脂肪がついていてとれない。走ったり、跳んだりがどんどん苦手になってきている」などなど……。

つまり、彼女たちは"女性"として自分の体が変容してくることが、「耐えられない」「許せない」、あるいは「信じられない」のです。私の見たところでは、優秀な成績を残している女子選手であればあるほど、この傾向が強いように思います。

そして、彼女たちは体脂肪率が、けっして高くないにもかかわらず、「体脂肪率を下げたいんですが、どうしたらいいでしょうか？」という質問を持ってくるのです。

実は、一部の運動選手、あるいは極端にダイエットをしてしまった人は、体脂肪率が男性の標準値を下まわり、13％以下などというケースもあります。すると、体にはさまざまな影響が出てくることになります。つぎにこの問題を考えてみましょう。

■女性が体脂肪を落としすぎると『無月経症』になる

女性の体脂肪率が男性よりも高いのは、女性の『性機能』に大きく関係しています。

体脂肪量は、女性の月経と深い関わりがあるのです。たとえ年齢が思春期に達していても、体脂肪率が17％以下のときには月経は始まらないといわれています。また、月経が始まった女性でも、体脂肪率が体重の 13～10％以下という、男性の体脂肪率をも下まわるほど低い場合には、月経は止まってしまうことがあるのです。これを『無月経症』と呼びます。

女性が極端なダイエットや激しいトレーニングなどで、体脂肪率を落としすぎた場合、"アンドロゲン"といわれる男性ホルモン（女性の体にも男性ホルモンはあるんです）が活発になり、"エストロゲン"といわれる女性ホルモンがはたらかなくなります。この"エストロゲン"という卵胞ホルモン

は、月経の発現や維持を促進させる女性ホルモンで、これが分泌されなくなると、月経不順や異常が起きてくるのです。

さらに、エストロゲンは骨の形成にも関係しています。月経が止まり、エストロゲン値が低くなってくると、骨はカルシウムの吸収ができなくなります。ところが、骨はカルシウムの貯蔵庫としてはたらいており、体のなかの99％のカルシウムを含んでいるのです。そして、血液中のカルシウム濃度を一定に保つために、つねに血液中へカルシウムを供給しつづけています。

実は、エストロゲンが分泌されなくなり、食物からせっかく摂取したカルシウムも、尿などとして排泄されてしまうようになると、結局、骨中のカルシウムはどんどん血液中に溶け出していってしまいます。

その結果、起きてくるのが、女性の敵である『骨粗鬆症』なのです。骨粗鬆症は、NIH（国立衛生研究所）によって、「骨強度の低下によって、骨折のリスクが高くなる骨の障害で、骨強度は骨密度と骨質の両方が反映する」と定義されています。つまり、エストロゲンの不足から骨の密度が減少し、骨がスカスカで折れやすくなる病気のことをいいます。

「骨粗鬆症の予防と治療ガイドライン2011年版」によれば、2005年の年齢別人口構成に当てはめて、わが国の骨粗鬆症患者数（40歳以上）を推定すると、腰椎か大腿骨頸部のいずれかで、骨粗鬆症と判断された患者数は総数で1280万人にのぼります。これは、国民の10人に1人の割合で、内訳をみると、女性980万人、男性300万人と、女性は男性の約3.3倍になっています。

とりわけ、男女とも60歳代以降になると発生率の上昇傾向が高くなり、女性の場合は閉経後、卵胞ホルモンであるエストロゲンの分泌がなくなってくるいわゆる更年期の女性たちにおいて、この骨粗鬆症にかかる可能性がきわめて高くなることがわかっています。あなたのまわりにも、骨粗鬆症で通院されている方がいらっしゃいませんか？

ちなみにヒトの最大骨量は16～20歳のときだそうですが、この最大骨量が大きい人は、中高年になって多少カルシウムが骨から失われても骨粗鬆症にはならないそうです。ですから、若いうちから、しっかりとカルシウムを摂取する習慣をつけたいものですね。

ところで、『無月経症』ですが、実は女性のスポーツ選手に、わりに多いといわれています。とくに、極端な減量を必要とする、あるいは過度なエネルギー消費を要求されるようなスポーツ、たとえば女子体操競技やマラソンなどでは、体脂肪率が15％以下の選手も珍しくありません。テレビで見る彼女たちを「すごい細いなあ～」と思うことってないでしょうか？

■ 体脂肪を落とせない女子スポーツ選手のジレンマ

　このように体脂肪を落としすぎた女性のなかには、『無月経症』となり、結果、『骨粗鬆症』になってしまう選手も少なくないのです。かつてトップレベルにいた女子マラソンの某選手が、脚に複数箇所の疲労骨折を起こし、調べてみると20歳代でありながら60歳代の"骨密度"であったというのは有名な話です。

　ここにも女性スポーツ選手の"ジレンマ"があるのです。先ほど述べたように、女性は男性の65％ほどの筋骨量です。そして、体のおよそ4分の1は脂肪です。この脂肪は、筋肉のように収縮したりパワーを出したりはしてくれず、ただ"おもり"として体にくっついているだけなのです。

　ですから、かぎられた筋肉で、できるだけ"速く"、"高く"、"強く"を求めたとき、効率的で手っ取り早い競技力向上の方法は、「脂肪を減らし、体重を軽くする」ということになってしまうのです。ところが、女子選手の場合、あまりにも体脂肪を落とすと『骨粗鬆症』になってしまうし、そうなると選手生命そのものが危うくなってしまう危険性がある……。そこで登場してきたのが、薬物ドーピング、とりわけ筋肉増強剤なのです。

　これは、ステロイド剤などの男性ホルモンを利用し、筋肉を太くして、それによって競技力を向上させるものです。1988年のソウルオリンピックでは、カナダのベン・ジョンソン選手が、陸上競技100mで使用し、アメリカのカール・ルイス選手との優勝争いを制し、世界新記録で1位になったにもかかわらず、その後、禁止薬物である筋肉増強剤の使用により失格となりました。この事件で、世界中の人が薬物ドーピングの事実を知ることとなり

ました。

　女子選手においては、大きな話題となったのは1990年代後半、中国の競泳選手たちが薬物違反で大量失格になったという事件です。彼女たちの姿をテレビで見たときに、肩のあたりの筋肉の盛りあがり、そして大腿四頭筋（太もも）の筋肉の太さに、私は驚愕したのを覚えています。「のど仏が男みたいにでている……」とか、「男性みたいにヒゲが濃い……」なんていう指摘もありましたね。たしかに、だれが見ても、自然な筋肉のつき方ではありませんでした。

　女性と男性のからだは、当然のことながら違います。しかし、女性がホルモン剤などの薬物を用いて"男性化"することによって、速さ・強さ・高さを求めたとき、そこには大きな身体的リスクがともなうということを知っておく必要があります。また、男性でも、過剰に男性ホルモンを投与すると、睾丸萎縮、女性化乳房、脱毛などが起きほかにも、めまい、吐気、頭痛、疲労、発熱、精神異常、肝臓や腎臓の障害、動脈硬化、心血管障害などが報告されています。

　ドーピングは、オリンピックをはじめとする大会での使用は、もちろん禁止されているのですが、『薬を使ってでも相手に勝ちたい』、『勝つためには何をしてもいい』という風潮が、世界のスポーツ界には残念ながら、依然としてあるように思います。

　しかし、ドーピングは肉体的にダメージを与えるだけでなく、『スポーツマンシップ』の精神にも反する行為ですから、世界中のアスリートや指導者たちは、ドーピングをしないのはもちろんのこと、スポーツ界から根絶していく努力をしなければいけませんね。

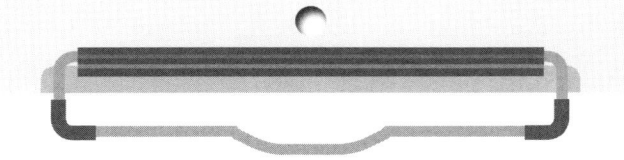

講義9のまとめ

①8週間分の「体重」と「体脂肪率」をグラフに書きこむ

②8週間で10kg以上の減量をしてしまった人は要注意

③おおよそ1ヵ月で2〜3kgのペースで減量できるのがベスト

④減量のペースが落ちてくる「ダイエットの壁」は絶対にある

⑤体重・体脂肪率が横ばい状態の停滞期に直面することは、ダイエットが順調に進んでいる証

⑥「停滞期」にこそリバウンドに要注意

⑦男性にくらべると、女性は1.5倍の体脂肪量を持っている

⑧女性が極端なダイエットや激しいトレーニングをすると、女性ホルモンがはたらかなくなる

体重・体脂肪率変動グラフ（56日〜112日）

書き込み用

左の体重値は、現在のあなたの体重を最高値とし、最低値をそれより5kg下に設定し、1目盛りを500gにして書き入れましょう。
右の体脂肪率は、現在のあなたの体脂肪率を最高値とし、最低値をそれより5％下に設定し、1目盛りを0.5％にして書き入れましょう。

体脂肪率 (％)

―●― 体重　---●--- 体脂肪率

体重 (kg)

56日　63日　70日　77日　84日　91日　98日　105日　112日
(第8週目)(第9週目)(第10週目)(第11週目)(第12週目)(第13週目)(第14週目)(第15週目)(第16週目)

第9週

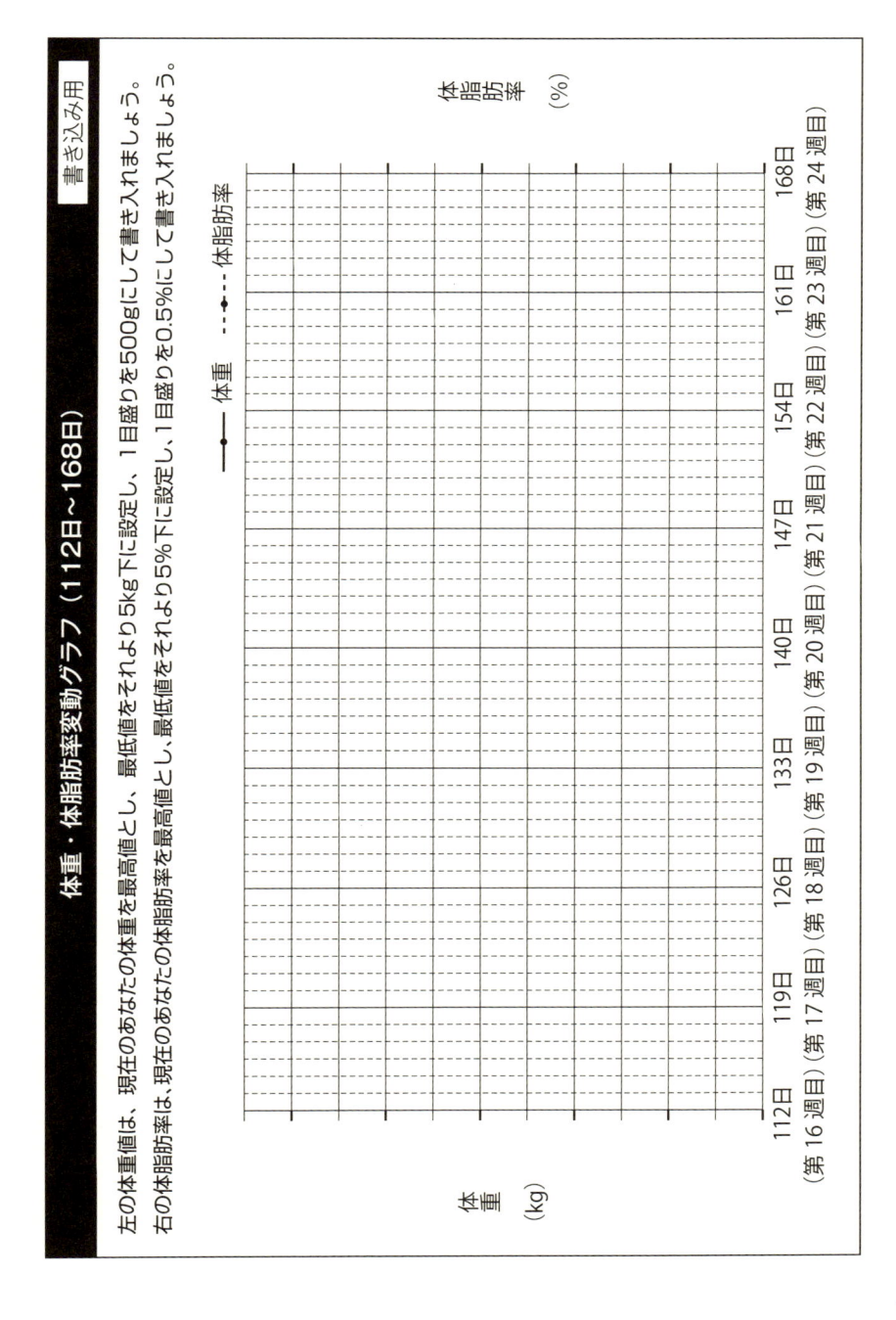

講義 9 ダイエット日誌をチェックする

体重・体脂肪率変動グラフ（112日〜168日）

書き込み用

左の体重値は、現在のあなたの体重を最高値とし、最低値をそれより5kg下に設定し、1目盛りを500gにして書き入れましょう。
右の体脂肪率は、現在のあなたの体脂肪率を最高値とし、最低値をそれより5%下に設定し、1目盛りを0.5%にして書き入れましょう。

体重 ――●―― 　体脂肪率 ――◆――

体重 (kg)

体脂肪率 (%)

112日（第16週目）　119日（第17週目）　126日（第18週目）　133日（第19週目）　140日（第20週目）　147日（第21週目）　154日（第22週目）　161日（第23週目）　168日（第24週目）

講義 10 これまでの自分のダイエットを検証する

■ 肥満をひき起こす5つの因子とは？

　肥満は、摂取エネルギーと消費エネルギーのアンバランスによって起こります。過度な摂取エネルギーが消費されずに残ると、これが体脂肪として貯蔵エネルギーになってしまいます。これを式で表わすとつぎのようになります。

　　貯蔵エネルギー ＝ 摂取エネルギー － 消費エネルギー

具体的に置きかえてみると、

　　体脂肪 ＝ 食事や間食 － 日常活動や運動

　ということになります。過食や大食で摂取エネルギーが増え、これが貯蔵エネルギーとなって肥満になることは容易に理解できますが、逆に、たとえ食事や間食が少なくても、それ以上に運動不足で消費エネルギーが低い場合には、おなじように貯蔵エネルギーは増えて体脂肪に変わってしまうことも認識しておかなければいけません。

　つまり、少しくらい食事量を減らしたからといって、運動をまったくしないというのでは効果的なダイエットを望めないだけではなく、肥満は継続していくのです。

　このように肥満の原因を考えた場合、およそ摂取エネルギーの問題と、消費エネルギーの問題に関係しているのですが、これらをさらに詳しくみていくことにしましょう。

　日本肥満学会のマニュアルでは、肥満のおもな因子として、つぎの5つがあげられています。

①過食　　　　　②摂食パターンの異常　　　③遺伝
　④運動不足　　　⑤熱産生障害

　これら５つの因子が複雑に絡みあって、肥満をひき起こしていると考えられます。
　①の過食については、「食べすぎ」であることはいうまでもないのですが、このメカニズムに関しては、まだ医学的には明らかにされていません。
　ただし、いくつかの仮説がありまして、たとえば、満腹を感じる中枢や空腹を感じる中枢の調整がうまくいっておらず、食事をとる量の調整ができずに過食になっているという説。あるいは、脳内の神経伝達物質の乱れによってひき起こされるという説。またマウスを使った実験では、ストレスによって過食になるという報告もあります。
　②の摂食パターンの異常は、食事の回数や食事をとる時間が肥満につながるというものです。国民栄養調査においても、一日の食事回数が２回～６回のあいだでは、男女とも食事回数が少ない人ほど、肥満傾向が高いと報告されています。
　また、一日の食事で「欠食」、つまり食事を抜く者と、「欠食」がない者を比較すると、「欠食」ありのグループが、明らかに皮下脂肪厚が高かったと報告されています。
　つまり、学生によく見られる『朝食抜き』で、昼や夜に『かため食い』をしたり、食事の時間が深夜になり、一日の食事の大半を夜に集中する『夜食症候群』、あるいは、食事時間ではないのに、いつでもどこでも空腹感もないのに食べてしまうような『気晴らし食い』、そしてスナック菓子や、炭酸飲料などを好んで異常に食べる『炭水化物中毒』、いわゆる"カウチポテト"などが、肥満につながる誤った摂食パターンといえます。

▍就寝前3時間の食事は控えよう！

ところで、なぜ夜に『かため食い』をすると太るのでしょうか？

私たちの体には、自律神経がありますが、これは"交感神経"と"副交感神経"の2種類からなっています。昼間は、体が活動をしていますから交感神経のはたらきが高まり、心臓や肺などの循環器系の活動を活発にします。

いっぽう、夜は体も休息していますので、副交感神経のはたらきが高まり、消化管機能が活発に活動し、食物エネルギーの吸収がよくなり、それで食べたものが脂肪に変わり、貯蔵されてしまうのです。

さらに、私たちの内臓は立っているときよりも、横になって寝ているときのほうが血液循環がよくなり、胃腸や肝臓などの器官は活発に活動するといわれています。ですから、夜遅くたくさんの食事をしてすぐに横になってしまうと、さらに消化吸収力がアップされるのです。

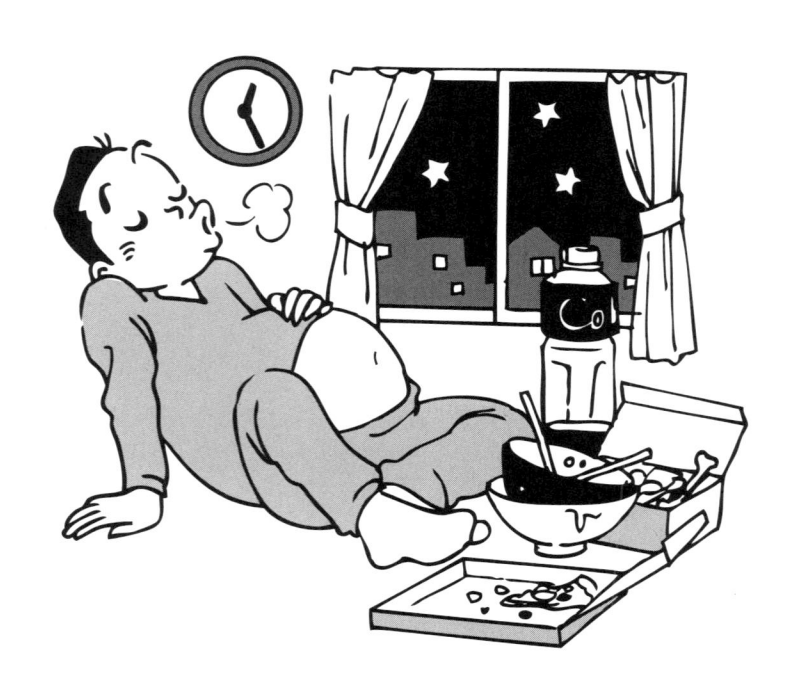

子供のころ、食事をして横になると「牛になるよ！」と叱られたものですが、大人になってから食後すぐ横になると、牛ではなく「ブー、ブー」と鳴く、別の家畜のように丸々と太ってしまうということなのです（ブタ愛好家の方、ごめんなさいね）。

　また、深夜の過食は、なかなか寝つかれずに不眠状態になることが多く、朝も食欲不振になり、結局『朝食抜き』という悪循環に陥ってしまう場合があるといわれていますから、このようなことからも、就寝前3時間の食事は控えたほうがいいのです。

　つぎに③の遺伝についてですが、これは講義3でA君の例をとりあげ、少しだけ説明をしました。「飼い主太れば、犬も太る」という、あの話です。

　結論的には、遺伝因子3割、環境因子7割というのが大方の研究者の見解です。ですから「私の肥満は"遺伝"だから仕方ないんだ」などと開き直ってあきらめてしまったり、あるいは親に八つ当たりしたりせず、環境因子のほうをどうすればよいのかを考えていかなければなりません。肥満も『生活習慣病』のひとつなのです。あなた自身のおかれている環境をいちばんよく知っているのは、誰でもない、あなた自身なのですから。

■ 肥満がひき起こすもっとも恐い病気『糖尿病』

　ところで、肥満からひき起こされる病気のひとつで、私たちが深刻にとらえなければいけないのが『糖尿病』です。講義6でも、少し説明をしましたよね。

　糖尿病は、読んで字のごとく「尿に糖が出る病気」なのですが、それが問題とされる病気であると理解してしまっては、かならずしも正確ではありません。実は、本当に問題なのは尿にでた糖である"尿糖"ではなく、血液中の糖である"血糖"なのです。つまり、『糖尿病とは、血液中の血糖値（ブドウ糖濃度）が高い状態が持続する病気である』と理解してください。

　通常は、食物からブドウ糖が体内に吸収されると、膵臓からインスリンと呼ばれるホルモンが分泌され、このはたらきによってブドウ糖は筋肉組織な

どへ取りこまれ、血糖が一定値以上に上昇しないようなメカニズムになっています。

ところが、膵臓から分泌されるインスリンの量が減少したり、あるいはなんらかの原因で、分泌されたインスリンがうまく働かなくなると、ブドウ糖は血液中にとどまり、血糖値が高くなってしまい、尿に糖があふれ出るようになるのです。

また、糖尿病にかかると、ブドウ糖などの糖質だけではなく、タンパク質や脂質にまで悪影響を与えます。その結果、高血糖、高脂血症（血液中の脂肪が非常に高い状態）となり、血管や神経に支障をきたし、3大合併症といわれる網膜症（視力障害、失明の危険性）、腎症（むくみ、尿毒症）、神経障害（手足のしびれ、便秘、下痢、インポテンツ）、あるいは動脈硬化（脳梗塞、心筋梗塞）などの合併症をひき起こすのです。

この糖尿病には、ふたつのタイプがあります。ひとつは「1型糖尿病」といわれるもので、これはインスリンをつくり分泌する膵臓のランゲルハンス島が、ウイルスの感染などによって破壊され、インスリンをまったく分泌することができなくなるタイプです。血糖値を下げる唯一のホルモンであるインスリンが体内で作られないので、インスリンを体外から補充しなければ血糖値は上昇してしまいます。したがって、毎日のインスリン投与が必要になります。子供や若い人に多くみられますが、中高年の方にも認められることがあります。

いっぽう、中高年に多いのが「2型糖尿病」です。日本人の糖尿病患者の約90％を占めており、"遺伝的に"インスリンの分泌量が低下しやすく糖尿病になりやすい体質を持っている人が、過食、運動不足、肥満、ストレス、加齢などの"インスリンの作用を妨害するような要因"が加わって、発症するといわれています。

このようなことから、自分の親や兄弟姉妹に糖尿病にかかっている人がいて、しかも、あなた自身が肥満である場合には、糖尿病の"遺伝因子 ＋ 肥満"という罹患条件の両方を合わせ持っているわけですから、かなりの高確率で糖尿病にかかる危険性があるということを自覚しておかなければいけません。

できるだけ早くダイエットに取り組み、ヤセる必要がありますね。

■ 運動不足は脂肪備蓄の絶好の状態をつくりだす

　④の運動不足については、肥満者の多くが「そんなこと何度も繰り返しいわれなくたって、充分にわかっているのよぉ、私たちは……」っていう心境だと思いますので、ここでは運動不足がなぜ肥満につながるのか、そのメカニズムを簡単に説明するにとどめます。

　運動不足になると、先ほど述べたインスリンと呼ばれるホルモンのはたらき、つまり血糖を下げるという重要なはたらきが減退します。加えてインスリンは、血糖を脂肪に変えて脂肪細胞に蓄えるはたらきもするのです。しかも、血糖を下げる作用が減退しても、脂肪の合成作用は弱くならないのです。「エ〜ッ！　ホント〜？」っていう感じですよね。したがって、体のなかは、脂肪蓄積に絶好の代謝状態になるわけです。

　さらに、運動不足の状態だと基礎代謝量も当然下がってしまい、貯蔵エネルギーが増えやすくなりますし、脂肪合成酵素のはたらきも活発になりますから、ますます脂肪がつくられて"太る"ということになってしまうのです。つまり運動不足の人は、自分の体に対して「脂肪をいっぱいつくって！　つくって！」と指示を出しているようなものなんですね。

　⑤の熱産生障害というのは、講義6でお話をした『褐色脂肪細胞』に関係しています。この脂肪細胞は、体温の維持や食事のときの熱産生（食事誘導性熱代謝、講義5参照）に、とても重要な役割を果たしています。そして、この褐色脂肪細胞が適切にはたらかなかった場合には、貯蔵エネルギーを増やすことになるので、肥満になる可能性があるのです。逆に、この細胞の働きが活発な人は、年齢を経ても肥満になりにくいことがわかっています。

　日本肥満学会（第33回大会、2012年10月）で発表された最新研究では、この褐色脂肪細胞を活性化させてダイエットに利用するというものや、ヒトのiPS（人工多能性幹）細胞から、高純度の褐色脂肪細胞を作り出すことに成功したというような研究報告も入ってきています。

今後、褐色脂肪細胞を体外で培養、増殖し、それを体内に移植して、肥満が解消できるようになるかもしれません。これからの研究に期待しましょう。

■ ダイエット日誌から食習慣を考える

　これまでの、およそ2ヵ月半のダイエット日誌を読み返してみましょう。具体的には、つぎの項目を順にチェックしてみてください。

> ①毎日の食事を確認してください。朝食を抜いた、あるいは昼食が食べられなかったなどの「欠食」があった日数を数えてみましょう。
> ②毎日の、間食の回数を確認してください。一日に2回以上の間食をしてしまった日数を数えてみましょう。
> ③自分の運動実践を確認してください。運動目標値（基本は一日一万歩）が、達成できなかった日数を数えてみましょう。
> ④体重・体脂肪の記録を確認してください。計測し忘れた、あるいはできなかった日数を数えてみましょう。

　以上、4項目について、まずはそれぞれの日数を数え、できたらパーセンテージを求めてみてください。今週で10週めに入っていますから、およそ2ヵ月ちょっとが経過していることになりますので、とりあえず60日として計算してみましょう。もし、あなたがこれまでに12回朝食を抜いてしまったとすると、

$$12（回）÷ 60（日）× 100 = 20\%$$

　ということで、朝食を抜いてしまった日が、全体の20％あったということになりますね。つまり、5日に1度は朝食を食べていなかったということになります。同様にして、間食、運動実践、体重・体脂肪計の記録について

これまでの自分のダイエットを検証する　**講義10**

も何％になるか求めましょう。

---

①朝食欠食の割合を計算してみよう！
　（　　　　　）回÷（　　　　　　）日×100＝（　　　　）％

②間食（1日に2回以上）の割合を計算してみよう！
　（　　　　　）回÷（　　　　　　）日×100＝（　　　　）％

③運動ができなかった割合を計算してみよう
　（　　　　　）回÷（　　　　　　）日×100＝（　　　　）％

④記録できなかった割合を計算してみよう！
　（　　　　　）回÷（　　　　　　）日×100＝（　　　　）％

　こうして割合を出してみることによって、あなたの実践経過が、よりはっきりとしてくると思います。さらに、日誌に書いてある自らのコメントや反省も読み返してみましょう。
　さあ、いかがでしょうか？　自己点検、自己評価をしてみてください。この60数日間のダイエットの取り組みに対して、あなた自身は、いったい自分にどんな成績をつけますか？
　大学では、よいほうから順に「優」「良」「可」「不可」の4段階で判定します。あなたは、すべてが計画どおりOKで「優」でしょうか、それともまったく実践できてなくて、不合格の「不可」でしょうか？
　もし、あなたが自分につけたこの中間判定の成績が「不可」だったとしても、ここであきらめないでください。まだ学期の途中で、あと残り3分の1、あと約5週間は残っています。今日から、心を入れかえて以上の4項目をしっかり実践していけば、講義終了日までに取り返しがつく可能性は充分にあります。がんばりましょう！
　ところで、これは非常に重要なことなのですが、体重や体脂肪がどれだけ

落ちたか、などの数値的なダイエット効果については、あなたの成績判断の基準には入れないでください。たとえば、「まだ体重1kg、体脂肪0.5％しか落ちていないから、合格すれすれの"可"だぁ～」などという判断はしないでください。いまは、体重・体脂肪率の低下、つまりその数字は問いません。

現時点では、あくまでもあなたの"ダイエットへの取り組み"を評価、点検したいのです。前週の講義（講義9）で説明をしたように、これまでにダイエットに失敗し、リバウンドを起こしているような人には、すぐに効果は現われてきません。

また、本講義では、極端な食事制限などは求めていませんから、基礎代謝量が低い人や運動実践が思うようにできていない場合には、めざましい体重・体脂肪の低下が見られなくても不思議ではないのです。

本講義の最終目標は、あくまでも『健康的にダイエットをする』ということで、そのためには、これまでの『生活習慣を改める』ということがいちばん大切なことなのです。

注意すべきは、以上の4項目から評価した成績が「不可」あるいは「可」という、けっしてよくない取り組みなのに、体重や体脂肪率が極端に下がってきているような人なのです。"意識"や"自覚"なくして、数値が下がってきていても、また、きっと知らず知らずのうちに、体重も体脂肪率も元に戻ってしまうことでしょう。それが、リバウンドなのです。

成功と失敗は、つねに隣り合わせです。ダイエット効果が現われてきている人ほど、ここで「やったぁ～！ダイエット大成功‼」なんて舞い上がることなく、気を引き締めて、毎日の実践を地道に進めていきましょうね。

講義の半分を"個別指導"にあてた授業内容

本学のダイエット講義においては、『集団指導』と『個別指導』の両方を行なってきました。

『集団指導』とは、教室で行なう一般的な授業形態で、かつては黒板に白墨

これまでの自分のダイエットを検証する　講義10

（チョーク）を使ってポイントとなる事柄を、板書しながら説明を加える、という形で授業を進めていました。現在では、私が行なうほとんどの授業は、パソコンを教室に持って行き、プロジェクターに繋いでスクリーンに投影するという"プレゼンテーション"の形態をとっていますので、指先をチョークの粉で真っ白にしながら授業をするということもなくなりました。この10年間で、大学の授業スタイルもずいぶんと変わったものです。

当初のダイエット講義は、受講生が20名という小規模の授業でしたので、ゼミルームを使っていましたが、現在では150名を越える受講生がいるので、大教室での授業になっています。

1998年の開講当時、この小クラスの授業には、ある意図がありました。それは教室で行なっている『集団指導』の形式だけではなく、もう一つの授業形態である、ゼミのような『個別指導』も取り入れたということでした。

ダイエットに関してのさまざまな研究を調べてみると、集団指導の利点としては、以下の3つをあげることができます。

①受講生どうしの励まし合いや競争心により効果が上がる。
②ダイエット実践途中での落伍防止に効果がある。
③時間的、経済的な節約が可能になる。

いっぽう、個別指導に関しては、以下の3つをあげることができます。

①長期の自己管理をする場合に適している。
②集団指導よりもリバウンドが起こりにくい。
③個人の抱えている問題点を明確にしやすい。

このようなことから、90分の授業において前半45分間は『集団指導』として教室で授業を行ない、後半45分間を『個別指導』として個人面談に割り当てました。

『集団指導』においては、本書で述べてきたようにダイエットの基礎理論、ダイエット日誌の書き方、効果的な運動のやり方、トレーニング機器の使い

方、などを説明してきました。

つぎに後半部の『個別指導』ですが、ひとり5〜10分間の面談を行ないました。この「個人面談」で、私が受講生たちに確認する内容なのですが、まとめてみるとつぎのようになります。

> ①ダイエット日誌をきちんとつけているかどうかについて自己評価をし、述べてもらう。
> ②運動実践の状況について、歩数計の記録をもとに自己評価をし、述べてもらう。
> ③食事、間食について自己評価をし、述べてもらう。
> ④前回の面談以降、自分がうまくいった点、改善できた点について述べてもらう。
> ⑤(受講開始2ヵ月以降は)体重・体脂肪率について、なぜそのような数値になっているかを自己分析してもらい、述べてもらう。

上のような流れで、個人面談を行なってきました。このとき、いつも気をつけていたことは、私からの"指導"はできるだけしないようにするということでした。

私も教師のはしくれなので、ともすれば「こんなに間食しないほうがイイんじゃない」とか「もっと運動しなきゃダメじゃない」とかいいたいところなのですが、それをグッとこらえ、「どうすればいいと思う？」というような形で、受講生に問いかけをするようにしました。

自分のダイエットに対する"自己評価"の重要性

ダイエットにおいては、自らが悩み、考え、判断するという自己発見、いわゆる"気づき"が重要です。自分がやりたくもないことをイヤイヤながらやっても、それは長つづきしませんよね。

ですから、ダイエットの講義を授業として開講しようと判断したとき、こ

の"自分で気づき、考える"ということをカリキュラム構成の軸にすえようと思いました。というのも、近頃の大学生は（こういう言い方をしてしまう自分が、充分なオヤジになってしまっているという自覚があります……）、人から与えられたり、やってもらうことに慣れてしまっていて、自分でものを考え、判断し、実行するという能力が落ちてきているように思えてならなかったからです。

　実際に、私が具体的アドバイスをしたのは、『体重が落ちるペースが早すぎる（1ヵ月に7kg以上の減量）学生に歯止めをかけた』ケースと、『体調が悪い学生に運動を控えさせ、スクールドクターの診療をすすめた』ケース。あとは『ペットボトル症候群（炭酸飲料中毒、1日に約2リットル摂取）の学生に飲む量を少なくさせた』ぐらいだったと思います。

　しかし、このような私からの"指導"は本当に少なく、むしろ面談において、私が言ったことといえば、「きちんと日誌がつけられているから、この調子でやっていこうね」とか、「また間食が減らせたんだね」とか、「体脂肪率がまた落ちたじゃない。効果が出ているよね」といったようなことです。

　そのほとんどは"励ましの言葉"であり"ホメ言葉"でした。そういう意味では、私自身は彼ら、彼女らひとりひとりが抱えた問題、あるいはそれぞれのカベやハードルに対しては、何もしてあげられなかったに等しいのかもしれません。最終的に、自分自身の肥満原因をとり除いたのは、受講生自身の"判断"と"行動"だったのです。

　ダイエッターたちにとって、ダイエット中に自分以外の人から手伝ってもらえることなんて、ほとんどないのではないかと思います。間食を減らすのも、運動をするのも、結局は自分自身がしなければいけないのです。

　その意味において、私は『自己評価』に非常に大きな意味があると考えています。「自分自身を第三者的な立場から見てみる」これは、ふつうはなかなかできません。しかし、ダイエット日誌として記録したデータから判断するのだったら、別の側面から自分自身の食習慣、運動習慣を冷静に判断し、評価できる可能性があると思うのです。さらに、これから何をすればよいのか？　といったことも、自分自身で考えられる可能性も出てきます。

　身近な人からの『励ましとホメ言葉』これは意外に有効なのです。あなた

も、あなたの家族、あるいは自分が心を許せる友人や恋人に『ダイエット宣言』をして、"励ましの言葉"や"ホメ言葉"をたくさんかけてもらってください。

　現在の本学ダイエット講義は、個別指導は行なっていません。受講生も多いので、すべて大教室での講義形式で授業を行なっています。それでも、全員とはいいませんが、肥満の学生たちの多くは、確実にダイエットに成功しています。

　それは、『自己評価』の重要性にあると考えられます。自らを客観的に見て、その問題点に気づき、改善をすることができれば、かならずダイエットは成功するのです。ですから、ダイエット日誌の評価は、他人にしてもらうのではなく、あなた自身が行なってください。なぜなら、あなた以上にあなたを知っている人は、あなた以外にはいないのですから。

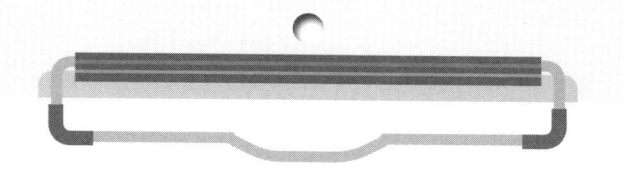

講義10のまとめ

①肥満をひき起こす5つの因子──「過食」「摂取パターンの異常」「遺伝」「運動不足」「熱産生障害」

②食事をしてすぐに横になると消化吸収力がアップされる

③肥満が原因でもっとも恐い病気は「糖尿病」

④運動不足は脂肪を貯える最適の状態をつくりだす

⑤ダイエット日誌を読み返し、ダイエットへの取り組みを評価、点検

⑥ダイエットにおいては自ら悩み、考え、判断するという自己発見、いわゆる「気づき」が重要

⑦身近な人からの「励ましの言葉」「ホメ言葉」が意外に有効

講義11 現在の食事状況を検証する

■ 改めて現在の食習慣をチェックしてみよう

みなさんがダイエットに取り組みはじめて、2ヵ月半が経過しました。毎日の食事や間食について、自分のペースができていますか？ 日誌の記録にも慣れ、"食"に関しての、新たな習慣ができつつある時期ではないかと思います。

そこで、それらをチェックしてみましょう。ペンを用意してください。質問は全部で25項目あります。これらは、食品の購入や貯蔵の仕方、あるいは食事のとり方など、【食物の取り扱い】に関しての具体的な行動を調べるものです。

それぞれの質問の回答は、(a) (b) (c) の3つ、もしくは、(a) (b) ふたつのうちから選ぶようになっていますから、かならず自分にあてはまるどれかに○をつけてください。ここで尋ねているのは、いま現在のあなたの食生活状況です。

正直に、現在の自分の状況を即断して回答してください。ペンを持ちましたか？ それでは始めましょう。

食物の取り扱いに関する質問事項				
		質問内容		○
I 食物を買うとき	1	食料品店に行くときには	(a) 食物の買い物リストを持たずに行く	
			(b) リストは持たないが買おうとする食物を考えてから行く	
			(c) 食物の買い物リストを持って行く	
	2	食物を買うときには	(a) 通路や棚にあるもので気に入ったものは何でも買う	
			(b) 準備してきたリストの食物以外のものを買う	
			(c) リストにある食物だけ買う	

現在の食事状況を検証する　講義11

Ⅰ 食物を買うとき	3	食物を買うのは	（a）空腹のとき	
			（b）必要なときはいつでも	
			（c）空腹でないとき	
	4	食物を買うときには	（a）大部分の品物を必要以上に買う	
			（b）必要以上に買う品物もある	
			（c）どの品物も適当量しか買わない	
	5	食物を買うときはおもに	（a）高カロリー食品を買う	
			（b）高カロリー食品と低カロリー食品を混ぜて買う	
			（c）低カロリー食品を買う	
Ⅱ 食物を冷蔵庫に貯蔵するとき	1	食品を貯蔵するのは	（a）冷蔵庫のなかの透明な手の届きやすい容器	
			（b）手近な容器なら何でも	
			（c）冷蔵庫のなかの不透明で開けにくい容器	
	2	食品を棚に貯蔵するのは	（a）棚の上の透明で開けやすい容器	
			（b）手近な容器なら何でも	
			（c）棚の上の不透明で開けにくい容器	
	3	台所の台の上や居間やテレビを見る部屋に	（a）たいていの場合、食物を置いておく	
			（b）ときどき食物を置いておく	
			（c）食物を置いておくことはほとんどない	
Ⅲ 食事を準備するとき	1	食事の準備は	（a）他の誰かが食事の準備をする	
			（b）自分で食事の準備をする	
	2	準備する食事は	（a）高カロリーの食事	
			（b）低カロリーの食事	
	3	準備する食事量は	（a）食べられる以上の量	
			（b）食べられるのに適当な量	
Ⅳ 食事を給仕するとき	1	食事の給仕は	（a）他の誰かが給仕する	
			（b）自分で給仕する	

大項目	No.	小項目	選択肢	
Ⅳ 食事を給仕するとき	2	給仕の量は	（a）必要以上に給仕する	
			（b）必要量だけ給仕する	
	3	食事のときは	（a）おかわりをすることが多い	
			（b）おかわりはしない	
	4	給仕のときは	（a）食物の入った容器は食卓の上に置く	
			（b）食物の入った容器は台所に置く	
Ⅴ 食べるとき	1	1回に口に入れる量は	（a）多い	
			（b）少ない	
	2	食物は	（a）急いでかむ	
			（b）ゆっくりかむ	
	3	食べるペースは	（a）次から次へと食物を口に入れる	
			（b）ゆっくり食物を口に入れる	
	4	食べ方は	（a）食物を味わう間もないくらいに速く食べる	
			（b）食物を十分に味わいながらゆっくり食べる	
	5	食べる量は	（a）目の前にある食物は全部食べてしまう	
			（b）たとえ残っていても満腹になれば食べるのをやめる	
Ⅵ 食物を片づけるとき	1	食事を終えると	（a）食卓のまわりに坐っている	
			（b）食卓を離れる	
	2	主菜を食べ終わると	（a）食卓に残った食事を出しておく	
			（b）コーヒーや紅茶を飲む前に食卓の上を片づける	
Ⅶ 間食するとき	1	間食を	（a）頻繁に食べる（たとえば日に3回以上）	
			（b）ときたま食べる	
	2	間食を	（a）大量に食べる（たとえばサンドイッチとケーキ）	
			（b）少量しか食べない	
	3	間食は	（a）高カロリーの食物を食べる（たとえばクッキー）	
			（b）低カロリーの食物を食べる（たとえばセロリとかニンジン）	

◎判定：（a）の○印の数が10項目以上あると悪い習慣

P.S.パワーズ著　大原健士郎監訳
『肥満の科学と臨床』

さあ、できましたか？　それでは、(a) につけた○がいくつあるか、数えてみてください。何個あったでしょうか？　もし、あなたの (a) につけた○印が10項目以上あった場合には、『食物の取り扱いは正しくない』と判定されます。

実はこの質問表は、病院など医療機関での肥満症治療のスコア判定にも用いられてきたものです。さらに、判定だけにとどまらず、正しい行動を具体的に指導することにも使われてきました。

いまでは、これとは違った判定テストなどもありますが、本講義では『食』に関しての自己認識を持つうえで有効かつ自己判断がしやすいということで、これを用いています。

さて、自分が (a) を選択した項目については、気づかなかった問題点の発見にもつながるかもしれませんので、自分の回答をもう一度よく見返して、自分なりの問題点を整理してみてください。できたら、それを今日のダイエット日誌にまとめておきましょう。

食事制限よりも、運動実践がダイエットの王道

これまで何度も繰り返し述べてきたように、本講義においては、食事に関してのカロリー摂取制限などは一切してきませんでした。それは、つぎのような理由によります。

①食事制限に重点をおいたダイエットを行なうと、体重は減少するものの、除脂肪細胞（筋肉や骨）が減少し、落とすべき脂肪が減らない可能性がある。
②運動実践よりも、食事制限でダイエットを行なった場合は、ホメオスタシスのはたらきで"停滞期"が長くつづく可能性があり、その結果、リバウンドを起こしやすくなる。
③運動実践によって、筋肉を強化したり運動能力を高める、あるいはスポーツ実践の楽しさを学ぶということをしなければ、体質改善、あるいは生活習慣の改善にはつながらない。

とくに③の筋肉を体につけるということは、"基礎代謝量の増加"につながりますから、結局は『太りにくい体』に変わっていく可能性があるということなのです。ですから、**『運動実践なくして、真のダイエットはありえない』**ということを、肝に銘じておいてください。

ところで、この2ヵ月半を振り返り、【食物の取り扱い】に関してのテストをやってみて、いま、あなたは自分の『食事習慣』をどう自己評価していますか？

もしあなたが、前述の食物テストでも（a）が10項目以下で、「ダイエット効果も現われてきている」、あるいは「そろそろ現われてきそうだ」というのでしたら、これ以降は読まずに、162ページの［肥満者の食事傾向に隠された意外な落とし穴］の項へ跳んでいただいて結構です。

しかし、エアロビクスなどの有酸素系運動も毎日きちんと行ない、ダイエット日誌もつけ、食事・間食にも気を配っているのにダイエット効果が現われてこないという人は、この先をかならず読んでください。

毎日の約束ごとをいい加減にしか行なっておらず、先ほどのテストでも半数以上の（a）に○がついてしまったという人は、この時点で"再履修"を命じます。もう一度、講義1にかえって、しっかりとダイエット理論を学び直しましょう。

■一日の摂取カロリーを計算してみよう

さて、一生懸命やっているのに効果が現われない人は、つぎの3点が理由として考えられます。

①自分では認識していないが、必要以上に高カロリーの食事をとってしまっている。
②基礎代謝、生活活動代謝量がともに低く、摂取エネルギーを上まわることができない。
③運動不足や過食が原因ではなく、それ以外の理由による二次性肥満（視

> 床下部性肥満、内分泌性肥満、薬剤性肥満など）になっている。

　もし、あなたが③の二次性肥満、あるいはそれ以外の内部疾患等によって肥満になっているのだとしたら、それは本講義の範囲を超えてしまっています。専門の医療機関や医療関係者に相談されることをすすめます。

　でも、①や②の理由で効果が現われてこないのだとしたら、毎日の食事をより正確に把握する必要があります。そこで、今日からあなたは、面倒でたいへんだとは思うのですが、食事による摂取カロリーを計算しなければいけません。

　日々の生活で必要となってくるエネルギー摂取量は、性別、年齢、運動の量などによって大きく違ってくるということは、容易に想像がつくと思います。おなじ身長であったとしても、高齢者より若者のほうが、また女性よりも男性のほうが、より多くのエネルギーを必要とします。職業や仕事の内容（活動強度）によっても、必要なエネルギー量は違ってきます。

　そこで、一般的には、肥満症の人に食事療法（治療としての減量指導）を行なう場合には、職種から生活活動強度によるエネルギー量を求め、そこに対象者の標準体重値をかけて一日の必要摂取カロリーというのを求めます。

　しかし本書は、肥満症の人を対象にした『治療マニュアル』ではなく、あくまでも軽度肥満者以上で、疾病等を持たずに生活をしているダイエッターを前提にしていますから、ここで各個人の必要摂取カロリーは求めません。

　おおよそ、男性で一日あたり2100～2300キロカロリー、女性で1900～2100キロカロリーぐらいが平均的な身長、中程度の運動強度、つまり平均的な生活をしている人の数値、いわゆる標準値であると知っておいてください。

　ですから、身長が高く、運動部に所属していたり、重労働をしているなんていう人は、これよりも必要カロリーは高くなりますし、逆に身長が低く、ほとんど動かないような人は、低いカロリーでよいということになります。しかし、低いといっても、標準からマイナス300～400キロカロリーが限度と心得てください。

■ 摂取カロリーを必要以上落とすダイエットは厳禁！

　そこで、ダイエットのためには、どれだけのカロリー摂取をしたらよいかということなのですが、この講義では『最低値を女性で1400キロカロリー、男性で1600キロカロリー』に設定したいと思います。

　どんなにカロリーコントロールを行なったとしても、これまでの日常生活の状態をキープしたいのであれば、一日の摂取量が絶対にこの数値以下にはならないように注意してください。

　女性で1400キロカロリー以下、男性は1600キロカロリー以下に摂取カロリーをガクンと落とし、食べたいものも食べずに無理をし、がんばったとしても長つづきはしません。たとえうまい具合にダイエットに成功したとしても、それはおそらく一時的なもので、結局はリバウンドを起こしてしまうことになるのです。ですから、極端な食事制限は絶対にしてはいけません！

　よく、芸能人でいますよね、「私はこれでヤセました！」なんていって、体験談を語ったり、手記を発表したりする人。そのときには、テレビや雑誌などでもてはやされて大ブレイクしますが、数ヵ月、あるいは数年経ってからの姿を見ると、結局、体型は元に戻ってしまっている……。あるいは、前よりも太っちゃっている……。みなさんも、そんな芸能人の顔が浮かんできませんか？

　結局、無理なダイエットをしてもつづかない、あるいは、あるひとつのものだけを食べつづける"単品ダイエット"などは、ムリがある証拠だと思います。この単品ダイエットについては、次章の講義12で詳しく検証しましょう。

　以上のようなことから、『女性は1400 ～ 1900キロカロリー』、『男性は1600 ～ 2100キロカロリー』の範囲内で、毎日の食事をとるようにしてください。

　1食を約500 ～ 600キロカロリーというように考えると、3食合計で1500～1800キロカロリーになりますから、ひとつの目安としてわかりやすいのではないかと思います。

　なお、おもな食事のカロリーの一覧表が次ページに以降にありますので、

これを参考にして、毎食ごとのおおよそのカロリーを日誌に記入し、就寝前には、その日一日の総摂取カロリーを計算するようにしましょう。ただし、それほど神経質になる必要はありません。だいたいの数字でけっこうですから、忘れずに記入し、それを継続してみてください。

外食の代表的なメニューのエネルギー量/単位kcal					
日本そば類	ざるそば	350〜450	定食	さしみ定食	500〜700
	月見そば	500〜650		天ぷら定食	700〜900
	きつねそば	550〜650		トンカツ定食	800〜1100
	たぬきそば	750〜800		焼肉定食	800〜1000
	天ぷらそば	750〜1000		焼魚定食	500〜750
	カレー南蛮	600〜800	焼肉	ロース焼肉セット	800〜950
	なべやきうどん	590		カルビ焼肉定食	850〜1100
丼もの	親子丼	650〜750		ビビンバ	450〜500
	カツ丼	900〜1000		クッパ	450〜670
	天丼	600〜800		冷麺	450
	牛丼	500〜600	その他	カレーライス	600〜800
中華料理	ラーメン	350〜450		ハヤシライス	600〜900
	チャーシューメン	500〜650		ピラフ	600〜700
	五目そば	550〜650		ハンバーグライス	800〜1000
	みそラーメン	750〜800		和風スパゲティ	520〜600
	チャーハン	750〜1000		スパゲティナポリタン	650〜700
	焼きそば	600〜800		うな重	800〜900
	麻婆豆腐ライス	590		にぎりずし	450〜600
	肉野菜炒めライス	670		ちらしずし	500〜650
	レバニラ炒めライス	540		幕の内弁当	800〜1000

単位は「1食分」あたり

	間食のエネルギー量／単位kcal				
飲料	りんごジュース	42	洋菓子	キャラメル	423
	オレンジジュース	39		ドロップ	392
	バレンシアジュース	42		チョコレート	551
	ぶどうジュース	42		カステラ	316
	トマトジュース	16		ホットケーキ	247
	野菜ジュース	19	和菓子	団子（あん）	202
	缶コーヒー	46		団子（みたらし）	197
	炭酸飲料	49		大福	235
	コーラ	42		かしわ餅	207
米菓	あられ	381		今川焼き	222
	揚げあられ	480		まんじゅう	261
	塩せんべい	380	フルーツ	りんご	50
洋菓子	ショートケーキ	340		いちご	35
	シュークリーム	250		温州みかん	44
	ババロア	186		柿	60
	アップルパイ	317		グレープフルーツ	36
	サブレ	465		梨	40
	ビスケット（ハード）	250		バナナ	87
	クッキー	492		ぶどう	56

単位は「1本」「1個」「1箱」「1袋」「1房」あたり　　　　（四訂食品成分表　女子栄養大学出版部）

肥満者の食事傾向に隠された意外な落とし穴

　ダイエット講義受講生のWさん（社会学部1年）は、私との個人面談のなかで、食事のカロリー記入をすすめた学生のひとりでした。

　彼女のダイエットノートは、ほぼ完璧に近い記入状況でした。そして、授業の合間にキャンパス内でウォーキングをしたり、トレーニングルームでエ

アロバイクやランニングマシンなどのエクササイズをやっているという学生でした。ところが講義開始10週間を経ても、ほとんど体重及び体脂肪の減少はみられませんでした。

彼女は、電車通学ですから毎日平均1万5000歩も歩いています。また、学内でのエクササイズも日課にしてますから、総消費カロリーを計算すると、相当なエネルギーになります。ところが、体重・体脂肪がほとんど減少してこない……。これは、普通ではあり得ないことでした。

もちろん、これまでにWさんはリバウンドを起こした経験はなく、間食や飲酒、喫煙の習慣もありませんでした。どうにも理由がみつからない。そこで、彼女のダイエット日誌をもとに、とくに食事内容を細かくチェックすることにしました。

Wさんの6月4日の食事内容

朝食	昼食	夕食
トースト	チキン竜田揚げ	焼肉
ハムエッグ	きんぴらゴボウ	トマトサラダ
ツナサラダ	ミニサラダ	キムチ
バナナ	ライスSSサイズ	ガーリックバターライス
オレンジジュース	味噌汁	スープ
ヨーグルト	ムギ茶	お茶
		キウィ
自宅	学内生協食堂	自宅

以上のようなメニューで、若干肉類は多いものの、野菜類はほぼ毎食とっています。ビタミンなどを多く含む果物類もよく食べていて、全体的にもバランスがよく、まったく問題がない食事に思えたのです。そこで、とりあえず毎食ごとのカロリー記入をすすめ、2週間が経過しました。そして、ダイ

エット日誌をもとに面接をした結果は……。

　なんと！　一日平均で3000キロカロリーを超えていることが、Wさんの食事記録からわかったのです。ちなみに、この摂取カロリー量は、男性トップアスリートの必要摂取カロリー数に匹敵します。彼女の身長（160cm）と活動強度を考え合わせると、毎日800〜1000キロカロリーもオーバーしていました。

　しかし、なぜこんなに摂取カロリーが多いのか、とっさに私にはわかりませんでした。前述のメニューだったら、ざっと見て2000キロカロリーぐらいのはずなのです。ところが、答えは意外なところに隠されていました。

　それは、毎日食べる肉の量の異常な多さ、並びにサラダにかけるドレッシングやマヨネーズのハンパではない量（彼女はいわゆる「マヨラー」でした）加えて、ほぼ毎食後に食べるフルーツの摂取量でした。

　たとえば、朝食のハムは一度に4〜5枚（約100キロカロリー）、サラダにはマヨネーズたっぷり（大さじ2杯で200キロカロリー）、フルーツはバナナ2本（約150キロカロリー）と、これに卵2個（約250キロカロリー）とオレンジジュース（100キロカロリー）とバタートースト1枚（約250キロカロリー）で、朝食だけでも1000キロカロリーをゆうに超えているのです。

　昼食は、大学生協で食べていますので、レシートにカロリーの合計と栄養の3群点表示（赤はタンパク質、緑はミネラル、ビタミン、黄は脂質や糖、炭水化物などのエネルギー）が出ます。この日の彼女の摂取カロリーは約900キロカロリーでした（ただし、マヨネーズやドレッシング等のカロリーは含まれず）。

　そして、夕食の焼き肉ですが、ロース肉を約200ｇ（約600キロカロリー）と牛タンを約150g（約450キロカロリー）、その他の肉50g（100キロカロリー）と、なんと肉類だけで1150キロカロリーも食べているのです。そして、ガーリックバターライス、サラダにはマヨネーズたっぷり、さらにデザートはキウィ1個（約50キロカロリー）ということで、なんと夕食だけで1500キロカロリー以上もとっていました。

　結局、この日一日の摂取カロリーは、驚くことに3400キロカロリーを超

現在の食事状況を検証する 講義11

えていたのです。これだけ食べていたら、"なでしこジャパン"の選手並みのトレーニングが必要ですね。

■ 運動後に襲う"空腹感"への対処法

　彼女の例は、『自己認識がない食生活』の典型だといえます。
　家族全員が、肉が大好物で、しかもかならず朝・夕に肉類が食卓に並ぶといいます。そして、日誌をつけて私と面談するまでは、「毎日、毎食、肉を食べるのは特別じゃなくて、あたりまえだと思っていました……」とWさんはいっています。当然のことですが、彼女の家族は祖父母、両親、弟と全員肥満あるいは肥満気味だそうです。
　さて、このWさんの事例は、非常に多くの示唆を含んでいます。全体的にはバランスのとれた食物配分だとしても、

①ある一定の食品（肉類、ご飯類、甘味類）に異常な量的偏りがある。
②野菜（サラダ）を積極的にとっているが、高カロリーのドレッシングやマヨネーズを多量にかけている。
③フルーツ（果物）は、低カロリーだと思いこみ、多量に摂取している。

　以上のような問題点を含んでいます。肥満に関する研究文献などを調べてみると、これは彼女にかぎったことではなく、肥満者に共通して見られる傾向のひとつだということがわかりました。
　このようなタイプの学生は、これまでにも何名か指導してきました。彼ら彼女らに共通するのは、自分の家での食事習慣が、"普通"である、つまり他の家でもおなじだろうと思いこんでいることです。Wさんの場合には、大学生になって、友人の自宅へ招かれていっしょに家族と食事をしたとき、その家の"粗食"（彼女いわく……）にたいへん驚いたといいます。それは、『湯豆腐』だったらしいのですが、「たくさんの野菜とお豆腐だけで、肉が入っていない！」というのは、彼女には『目から鱗』の体験だったようです。

友人宅で"低カロリーの健康食"の体験をし、「私の家って、すごい"肉の食べすぎ"だって気づきました」と恥ずかしそうに言っていました。この事例からも、肥満原因の大部分は、環境要因であるというのがうなずけますよね。

ところで、このWさん、以前からこんなに多くのカロリー摂取、つまり量に関しては、さほど食べていなかったというんです。彼女によると、「エクササイズをするようになったら、すごいお腹がすいちゃって、間食とか炭酸飲料もやめたので、ついついお肉を食べる量が増えちゃって……」とのことでした。

このような例は、これまであまり運動経験のなかった人が、急にトレーニングを始めた場合によくみられます。

では、この空腹感はどうすればよいのでしょうか？ 食間にお腹がすいてしまって、いわゆる「口が寂しい」状態になってしまったときは、ノンカロリーのガムを噛むとか、あるいは温かいお茶やコーヒーなどの飲み物をシュガーレスで、しかも時間をかけてゆっくりと飲むなどします。こうすることによって、お腹は落ち着くと思います。

それから食事に関しては、食物摂取の基本として、『低脂肪、高タンパク』を心がけることです。ある程度の量を食べなければ満腹感がないのでしたら、できるだけカロリーの低いものでお腹を満たすしかありません。ちなみに『低脂肪、高タンパク』を毎日の食卓で実践するためには、以下の3点が調理のポイントになります。

①脂肪分の少ない食材を選ぶ
　　肉ならば牛や豚のロースではなく、鳥のささみ（脂肪量は牛豚の数十分の一）など。
②油分をできるだけ使わずに調理する
　　油を使うような"揚げる、炒める"ではなく、"ゆでる、焼く"など。
③豆類などの植物性タンパク質を多く摂取する
　　豆類は高タンパク低脂肪。たとえば、豆腐や煮豆、納豆など。

現在の食事状況を検証する **講義11**

　これらのポイントからみると、Wさんが、友人宅でごちそうになった『湯豆腐』は、理想的なダイエット食であることがわかると思います。

　さて、最後に大切なアドバイスをひとつ。もし、用意した一人前の食事を食べ終わり、それでもお腹がすいているときには、ぜひ『**10分間だけ待つ！**』を実践してみてください。

　実は、"満腹感実験"というのがあるのですが、これによると、与えられた食事が終わり「もう少し食べたいなあ」と思っていても、10分を経過すると、ほとんどの人は『満腹になる』というのです。あなたも、「あと一杯だけおかわりを……」と思ったときには、10分間待ってからどうするか決めましょう。

　これで、食べすぎはずいぶん防げるはずです。この意味からも、"早食い"をしてはいけないんですね。

■ダイエットの敵！　高カロリーなアルコール

　「ビールは水みたいなもんだよ！」なんていう人がいます。しかし、これがいったいどれくらいのカロリーがあるか、知ってますか？

　ビール大びん（633ml）1本は約250キロカロリーですから、おにぎり2個弱（1個140キロカロリー）ものエネルギー量があるのです。これでは、「水とおなじ」などとはいってられません。水を飲んでも太りませんが、ビールを水のように飲めばかならず太るということです。"ビール腹"っていう言葉がそれを象徴していますよね。

　ほかのアルコール類ですが、日本酒1合（180ml）は約190キロカロリーでおにぎり1個半弱、焼酎1合は約250キロカロリーですから、ほぼビール1本とおなじくらい、そしてワインはグラス1杯（100ml）で80キロカロリー、ボトル1本（750ml）を飲んでしまうと600キロカロリーもありますから、おにぎり4個以上ものカロリーになってしまうのです。

　また"愛飲家"のなかには、「酒は、エンプティカロリーだから大丈夫なんだよ」などいうヒトがいます。エンプティとは、"からっぽ"のこと、つ

まり中味がないカロリーだから、飲んでも太らないというわけです。これは、アルコール自体が、以下の２つの理由から言われるようですが、これは本当でしょうか？

> ①摂取されても、すぐに熱として放出されてしまう
> ②タンパク質やビタミンなどの栄養素を含んでいない

　実は、アルコールは１ｇあたり約７キロカロリーのエネルギーを持っています。確かにアルコール自体は、熱として放出されやすく、栄養素はあまり含まれていないため、このエネルギーがそのまま体内に吸収されるわけではありません。アルコールですから、熱として放出されるのは事実です。

　では、本当に"エンプティ"として考えてよいのかというと、実は、日本酒、ビール、ワインなどのアルコール類には、原料に含まれる糖質や微量のタンパク質の持つカロリーが含まれているのです。ですから、上述のカロリーが、そのまま全部摂取されるわけではありませんが、やはり何割かはエネルギーとして吸収されてしまうのです。毎日のように、アルコールを飲む習慣を持っている人は、やはりお酒類のカロリーを認識しておかなければいけません。

　また、アルコールが入ると、胃液の分泌量が増えて食欲が増しますから、ついつい食べすぎますし、お酒を飲みながら長い時間ダラダラと食事をするということにもなりますので、結局、知らず知らずのうちにカロリーの過剰摂取に陥るのです。

　さらに、アルコールの分解に肝臓が使われ、その処理に追われますから、その結果、脳は低血糖だと勘違いして食欲が増進してしまうといわれています。そのうえ、肝臓への負担は、脂肪の代謝を悪くして内臓脂肪を増加させますので、メタボの方の飲酒にはとくに注意が必要なのです。

　これは私自身への自戒もこめてですが、アルコールが入ったときほど、食べすぎ＆飲みすぎには気をつけましょうね。『そのひと口が、あと一杯だけが、メタボ体型へ向かってまっしぐら！』ということになりかねないのですから……。

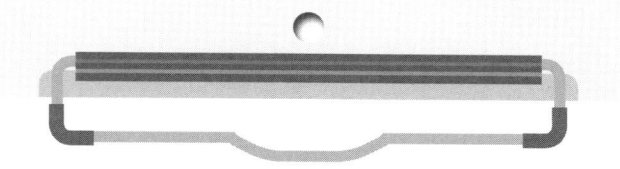

講義11のまとめ

①チェックリストから自分なりの問題点を整理する

②食事制限のダイエットは体重は減少するものの、脂肪は減らない

③運動実践なくして、真のダイエットはありえない

④一日の摂取カロリーは、男性2100～2300キロカロリー、女性1900～2100キロカロリー

⑤極端な食事制限はリバウンドの原因に

⑥10週すぎても体重・体脂肪に変化が見られない場合、食事内容を細かくチェック

⑦「もう少し食べたい」と思ったら、それから10分間待つ

⑧アルコールの「あと一杯だけ」が、メタボへの道にまっしぐら

講義12 まちがいだらけのダイエット法を検証する

■ちまたに流布する怪しいダイエット法

　雑誌や新聞を広げると、多くのダイエット広告を見つけることができます。またインターネットなどでも、"ダイエット"で検索をかけてみると「セレブ御用達のダイエット法」などという、魅惑的な宣伝文句が並んでいます。

　そこで、ネット上で人気と思われるダイエット広告を拾い出してみたのですが、つぎのようなものがありました。

『成功率○○％のダイエット！』

『ダイエットランキング No.1 ！』

『リバウンドしないダイエット !!』

『すぐにヤセたい人向けダイエット !!』

『これだけでヤセる○○ダイエット !!!』

　みなさんもよく目にする"うたい文句"だと思います。それにしても、あまりに"！"マークが多用してあるので、驚いてしまいます。でも、これって本当なんでしょうか？　そこで、本講義では、ちまたで流行している、ダイエット食品やダイエット法を検証してみたいと思います。

　これらのダイエット広告の多くは、「飲むだけでヤセられる」、「食べるだけでヤセられる」、あるいは「○○だけでヤセられる」といったものです。これって本当なのでしょうか？

　体脂肪のカロリーというのは1kgあたり9000キロカロリーもあるのです。このうち純粋な中性脂肪は約80％ですから、1kgの体脂肪を燃焼させるためには『9000キロカロリー×0.8＝7200キロカロリー』のエネルギーを消費させなければいけないということになります。

　この約7000キロカロリーというエネルギーは、どれくらいのものなのでしょうか？　実は、フルマラソン42.195kmを2時間30分以上もかけて走ったとしても、その消費カロリーは、わずか2300キロカロリー程度にしかならないのです。つまり、体脂肪1kgをマラソンで消費するとしたら、なんと3回もフルマラソンを走らなければいけない、距離にすると約127km

分のランニングという計算になります。

　では、これを食事に置きかえて考えるとどうなるでしょうか。日本人の、一日の平均的摂取量は約2000キロカロリーといわれています。これは、年齢や性別によっても当然違いはありますが、とりあえず平均として2000キロカロリーとしましょう。

　もし仮に、食べる量を普段の半分の1000キロカロリーにまで落としたとして、体についている脂肪1kg分つまり約7000キロカロリーをその半分にした食事量から計算すると、『7000 ÷ 1000 ＝ 7』ということで、7日分つまり約1週間かかって、脂肪1kgの減量が成功するということになります。

　しかし実際には、ホメオスタシス（講義3参照）がはたらいてきますから、この計算どおりに脂肪は落ちません。また、一日1000キロカロリーでは、ほぼ基礎代謝量をまかなう程度ですから、日常生活や活動ができなくなり、現実的な数値ではありません。それでも、もし食べる量を1000キロカロリー程度にまで減らして、摂取カロリーの削減のみで体重を減らすとなると、およそ2週間以上はかかります。

　以上のようなことから科学的に考えると、前述のインターネットサイトなどでうたわれている『1週間で7kgヤセる、驚異のダイエット術！』が、「どうも怪しいぞ……」ということになるのです。

　体脂肪を1週間で7kgも落とすとなると、平均して毎日1kgの減少ですから、毎日フルマラソン3回分に値するエクササイズをするか、あるいは一日の摂取カロリーの3.6倍ものエネルギー消費をさせるような"何か"を、毎日飲むか食べるかしなければならないということになるのです！

■ 急激なダイエット法に隠された大きな"ワナ"

『1週間で7kgヤセる』のすべてがウソかというと、実はそうも言いきれないのです。そこに、ビッグマネーを生み出す「ダイエット産業」といわれる商売の秘密が隠されています。

　私はこれまで『ダイエットとは体脂肪を減らすこと』というのを繰り返し

述べてきました。みなさんはもう"耳タコ"状態になっているかもしれません。でも、多くのダイエッターたちは、『ダイエットとは"体重"を減らすこと』だという固定概念をぬぐえていないのではないかと思います。実は、"体重"を減らすのと"体脂肪"を減らすのでは、月とスッポン、天と地ほどの大きな違いがあるのです。

　仮に私に、ある2種類の錠剤をくれるならば、みなさんの体重を一日で1kgくらいは、簡単に落としてさしあげましょう。これは、手品でも魔法でもなく、さほど難しいことではありません。

　ひとつめの錠剤は、『下剤』です。重い便秘症の人は、腸内に排泄されずに残った食物残存物があります。これを"宿便"などといいますが、これが人によっては3〜5kgもたまっているらしいのです。それを下剤によって排出してしまえば、お腹のなかにたまっていたものを全部出してしまうわけですから、当然のことながら一気に体重は減ります。でも、この減量は継続的ではありません。一度出してしまえば、終わりですからね。

　さて、ふたつめの錠剤、これは『利尿剤』です。みなさんにはあまり馴染みがないかもしれませんが、実はこの薬、スポーツの世界では一時期たいへん有名になった薬なんです。

　講義9でも述べましたが、1988年のソウルオリンピックの男子100m走決勝のときに、カナダのベン・ジョンソンが『薬物ドーピング』で失格となり、日本でも一気にスポーツ界のドーピングが話題となりました。このときに、優勝しながら薬物使用で金メダルを剥奪されたベン・ジョンソンが使っていた薬は、スタノゾロールというアナボリック・ステロイド、つまり筋肉増強剤でした。

『利尿剤』は、これらドーピング検査で、筋肉増強のステロイド剤使用が見つからないようにするために用いられていた薬物なのです。

　利尿剤を摂取すると、大量の尿が出ます。ドーピングの検査は、尿の採取によるテストですから、ステロイド剤を使っている選手たちは、利尿剤を飲むことにより大量の、濃度の薄い尿を出します。すると、禁止薬物であるステロイド剤も薄められてしまって検出されないことがあったのです。そこで、この利尿剤が検出されただけで、即失格となるようドーピング規程が改訂さ

れました。

　このように、『利尿剤』を摂取すると、体内から大量の水分が尿として排出されます。講義2でお話をしたように、私たちの体の50〜65％は水分ですから、たとえば体重60kgのヒトで30kg以上の水分を体内に持っているわけで、大量の水が体から抜け出る可能性を秘めています。しかし、それは一時的に水の分の体重が減少するだけであり、『脱水症状』などの深刻な状態に陥る危険性も合わせ持っているのです。

　以上のようなことから、『ダイエット食品』といわれるモノを摂取する場合には、何が含まれているのかに注意する必要があります。たとえば、一見健康食品のように見える『ヤセるお茶』などを飲む場合はまさにそうです。

　少し前のことですが、『減肥茶』と呼ばれるお茶が大流行しました。このお茶を飲めば、体内の脂肪が溶けて体外に排出されるということで、中高年の女性方から大変もてはやされたようです。

　ところが！　その輸入茶に含まれていたのは、なんと「下剤」であり「利尿剤」だったのです……。あるいは、食欲抑制剤や甲状腺ホルモンなどの化学物質を含んだものもありました。もちろん『減肥茶』という名前のついたお茶のすべてがそうではありませんが、そのような"ヤセる"をうたったお茶のなかには、薬事法あるいは食品衛生法違反で、回収命令を受けたモノがあるという事実をしっかりと知っておく必要があります。

　いっぽう『トクホ』と呼ばれる特定保健用食品（ヒトが、手足を拡げてジャンプしているようなマークがついているアレです）がありますが、これは消費者庁の許可を受けて、保健の効果（許可表示内容）を表示することのできる食品です。つまり、体の生理学的機能などに影響を与える成分を含んでいて、特定の保健の効果が科学的に証明されている（国に科学的根拠を示して、有効性や安全性の審査を受けている）というものです。

　お茶にも、この『トクホ』を受けたものがありますが、消費者庁が認めているのは、「それを飲んでヤセる」という効果ではありません。あくまでも「体脂肪がつきにくい食品」ということで認可されているわけで、"つきにくい"と、"ヤセる"とは、明らかに違いますよね。そこのところは、きちんと理解しておきましょう。

いまのところ、残念ながら体脂肪を劇的に溶かしてくれるようなお茶は、発明されてはいません。もし、上述したように、外国から輸入された"怪しい"お茶を飲んで、「体重が減った！」のでしたら、その成分を確かめてみる必要があります。

■ 必要栄養素がまったくとれない"単品ダイエット"

『タマゴ、キャベツ、コンニャク、パイナップル、リンゴ、トマト』これらの食べ物から、すぐに「あ！　○○ダイエットだ！」と連想できた人は、かなりのベテランダイエッターだとお見受けいたします。ただし、「えらい！」とホメているわけではないので、カン違いしないでくださいね。

たとえば、コンニャクだけを食べるダイエット。たしかに食物繊維が主成分で、カロリーも低いですから、これをたくさん食べて胃を膨らませ、満腹感を味わったとしても体重は減ってくるでしょう。キャベツダイエットなども原理はいっしょです。

しかし、冷静になってちょっと考えればわかることなのですが、これだけでは、必要な栄養素はまったくといっていいほどとれないのです。

筋肉をつくるのに重要なタンパク質（ダイエットにとってタンパク質が重要であることは、講義8で学びました）、あるいは脂質や糖質など、3大栄養素といわれる重要成分をまったく無視することになります。

こうなると、栄養のバランスがくずれ、私たちの体は、大量の水分を尿として排出してしまうのです。結局は、前述した下剤や利尿剤が引き起こすのとおなじような状態に、体はおかれることになります。

その結果、活性組織といわれるような筋肉や内臓、あるいは神経などにも悪影響を与え、体はボロボロになり、病気にもかかりやすくなります。こうなってしまっては、何のためのダイエットかわかりませんね。

パイナップルやリンゴを食べるダイエットもあります。これらはフルーツですし、キャベツやコンニャクよりも食べやすいような気がします。また食物繊維も多いし、水分もたくさん含まれており、体にいいような気がします。

でも、これら果物もタンパク質は含んでいませんから、筋肉はどんどん細くなっていってしまいます。

また、意外に思われるかもしれませんが、果物に含まれている糖質、すなわち"果糖"は、他の糖質よりも吸収時間が早く、そのため"脂肪"に変わりやすいといわれているのです。ですから、いくら全体的に果物のカロリーが低いからといって、食べすぎてしまったらいっしょなんですね。

いっぽう、タマゴダイエットは、一見するととても体にもよさそうに思えます。タンパク質がわりに多く含まれていますし、栄養のバランスもとれているような気がします。ところがこれも、糖質などといっしょに摂取するのではなく、ただ単品だけで食べたのでは栄養が足りなくなり、結局は活性組織にダメージを与えることになってしまうのです。

トマトダイエットについては、講義15で詳述しましょう。

このようなことから、何かひとつの食品だけを食べる『単品ダイエット』は、自らの体を壊すことになってしまうのがオチなのです。だいたい、それだけを食べつづけるなんて、みなさん継続できますか？　私は、たとえ一日だけだとしても、3食おなじものを食べるなんてイヤですね。

それに、そんなに"つらく"、"禁欲的"なダイエットをしていたら、心理的には、かなりのストレスがかかってきます。「もうや～めた。ケーキ食べちゃおう！」てなことになって、あとで『リバウンド』が起きたり、あるいは『拒食症』などの摂食障害を起こしてしまう危険性すらあるのです。しかも、そんなにつらい単品ダイエットをがんばって継続したとしても、それは"脂肪"を落とす本当のダイエットにはなっていないのです。

単品ダイエットは絶対にやめましょう。それは、はっきり言って"ムダな努力"です。

科学的には不可能な"部分ヤセ"ダイエット

このダイエット講義を開講して、いちばん多かった質問は何だと思いますか？

それは、「どうすれば部分ヤセができますか？」というものでした。そうなんですよね。全身がスリムになりたいという願望を持ちながらも、やはり誰でも「この部分をとくに細くしたい！」という体の部位があるものです。

できることなら、やりたいですよね、『部分ヤセ』。お腹まわりだけがヤセたり、太ももだけが細くなったり、頬の肉だけが落とせたりできたら……。

それは、たしかに素晴らしいでしょう。ずいぶんダイエットの概念も変わると思います。いらない部分の肉だけを落とせるんだったら、面倒くさいダイエット本を読む必要もなくなりますし、お手軽簡単でいいですよね。

たとえば男性だったら、胸や肩の筋肉や脂肪を残し、お腹まわりとお尻をヤセさせれば、トレーニングなしで、誰でも"逆三角形"の体型をつくれてしまうし、女性だったら胸とお尻のお肉は残して、お腹と太ももと腕を細くしてしまえば、いわゆる"ナイスバディ"に変身できちゃうのです。

しかし、残念ながら、部分ヤセは、基本的には科学的・医学的に考えて無理なのです。「じゃあ、エステでやってるのは何？」という声が聞こえてきそうですね。では、それを説明しましょう。

たとえばエステティックサロンでやっている"太ももの部分ヤセ"というのがあります。これはつぎのふたつの方法のいずれか、あるいは両方を使って行なっていると思われます。

①水分の排出による、一時的なヤセ。
②組織の圧迫による、一時的なへこみ。

たとえば、太ももにラップを巻けばサウナ効果によって発汗しますし、上から赤外線をあてたり温風を吹きつければ、なおさら水分は絞り出されます。また、マッサージをしながら太ももを圧迫したり、最近では高周波やイオン刺激、あるいは超音波などをあててから"脂肪の絞り出し"などもするようですが、こうすることにより、組織は圧迫を受け"へこむ"のです。

ためしに、みなさん自分の太ももに、手の親指で少しツメを立てぎみにして、強く数十秒間押してみてください。ツメの痕がくっきりと残り、押していた部分も少しだけへこんでいるのが自分の目で確認できると思います。あ

まちがいだらけのダイエット法を検証する　講義12

るいは、きつい下着をつけていたら、脱いだときに体に線がくっきりとついてますよね。このように、水分量の多い私たちの体は、一時的にへこむのです。

　そして、そもそも"脂肪の絞り出し"などは、できるはずがないのです。講義6で説明をしたように、脂肪細胞が数を減らすことはまずありませんし、貯蔵庫『油滴』に蓄えられている中性脂肪が、皮膚の上からつまむだけで壊れてしまうわけがないのです。もしそれで潰れて壊れるとなると、私たちが強く体をどこかにぶつけたとしたら、その部分の脂肪細胞が壊れて、どこかへ行ってしまうということになります。「お尻の左側をぶつけたら、右側のほうへ寄っちゃったよ」なんていう話は聞いたことがないですよね。

　仮に、超音波やイオン刺激やらで、脂肪細胞に対して、科学では説明のできない特別の状況が起きたと仮定して、その結果、中性脂肪が貯蔵庫『油滴』から分解されて外に出たとすると、その遊離脂肪酸として出たものはいったいどこへ行ってしまうのでしょうか？

　汗などといっしょに毛穴から出てしまったりは絶対にしないのです。もしそんなことが可能なら、元来『肥満』なんて起こるはずはないのです。では、血液中に溶けてどこかへ行ってしまったのでしょうか？

　これも科学的には考えられません。血液中の脂肪酸は、それが運動などで消費されないかぎりは、また肝臓や脂肪細胞へ運ばれ、中性脂肪としてふたたび貯蔵されてしまうのです。ですから、たとえ一時的にその部分の脂肪が分解されたと仮定しても、結局はエクササイズなどを行なって筋肉のなかで燃焼させて使わない限り、体内をまわってどこかに蓄積されるのです。

　残念ですが、要するにそういうことなのです。ですから貴重なお金と時間を費やして、たとえ『部分ヤセ』に一時的に成功したとしても、悲しいかな、翌日か数日後にはすっかり元に戻っているハズです。"水分"を減らしてヤセたとしても、"圧迫"してへこんだとしても、結局のところ"脂肪"を落とさないかぎりは、ヤセた状態が持続するということはないのです。筋肉を自ら動かすこともなく、エステのベッドの上でただ横になっているだけで、「楽にヤセる！」なんていう甘い考えは捨てたほうがいいかもしれませんね。

　では、「部分ヤセ」はまったく不可能なのか？　実は本学では、さまざ

な実験を行なってきました。そして、体の部位によっては、またやり方によっては「部分ヤセ」といえる状況が起こりうることがわかってきました。これは、講義14で説明しますから、お楽しみに！

■ まやかしのブームで終わった"ヤセる石鹸"や"ローション"

　このダイエット講義を始めた当初、「洗うだけでヤセる！」という、外国製で海藻の入った石鹸が大ブームになりました。

　実は、私も知人に頼まれ、東南アジアのある国に行ったときに、路地裏の怪しい商店で数個買ってきました。しかし、その知人を含め、だれからも「石鹸でヤセた！」という報告は、ついにありませんでした。そして、いつのまにかヤセる石鹸ブームは去っていきました。この石鹸もいうなれば"部分ヤセ"を狙ったものです。

　ほかにも、「塗るだけでヤセるローション」というのも流行しました。世界的な大手メーカーが販売していた商品などは、かなりの高額にもかかわらず、飛ぶように売れたといいます。これらは、手に入れてさえしまえば、ひとりでこっそりと人知れず使うことができるのですから、人気が出たのもうなずけます。その後、クリームやジェルなどに形を変えながら、いまでもさまざまなタイプのものが売り続けられています。確かに、食事に気を配ることなく、運動をする必要もなく、しかもそこそこの手軽な値段で買えるのですから、お手軽ダイエッターたちに売れないわけがありません。

　しかし、本当に効くのでしょうか？

　実は、海外でヤセる石鹸を買ったときにも、日本に帰ってからいろいろと調べてみました。すると、皮膚から浸透することができ、脂肪を分解することも可能な物質というのが存在することがわかりました。それは『カラコラミン』という化学物質で、たしかにこの化学物質は、脂肪を分解するはたらきを持っています。

　しかし、その脂肪分解量というのはごく微量で、これで体内の脂肪をなくすのだとしたら、とてつもない量を塗らなければいけなくなりますし、もし

そのように多量に使用したとすると、心臓などの循環器系に、たいへんな負担がかかり危険だということもわかりました。ちなみに、そのときに本学の研究室で計算したところ、ダイエット効果が認められるくらいの脂肪分解をさせるには、家庭のバスタブ一杯分くらいの量のカラコラミンに、全身を長時間沈めなければいけないという、現実不可能かつ大変危険な答えがはじきだされました。ヤセるよりも先に、命を落としてしまうかもしれません。

また、仮にこの『カラコラミン』が、安全に効率よく脂肪を分解したとしても、ここでまた前述の「じゃあその分解された脂肪はどこへ行ってしまうの？」という、非常に素朴かつ重大な疑問が湧き上がってきてしまうのです。

皮膚表面から、脂肪がにじみでてくるということは考えられません。ですから本当に脂肪細胞から、脂肪が分解されたとすると、それは脂肪細胞をとりまく血管に流れ出すわけで、そうすると血液中は"高脂肪状態"になります。こんなことになったら、それこそ高脂血症（脂質異常症）となり、動脈硬化を引き起こしかねません。

■ 危険な結果をともなう"脂肪吸引手術"

『脂肪吸引手術』というのを聞いたことがあるでしょうか？

これは美容整形のひとつで、ヤセたい部分の脂肪層内にカニューレといわれる吸引棒を挿入し、強力な引圧で脂肪を切り取りながら吸い取ってしまうというものです。

脂肪吸引は、お腹まわりだけではなく、頬やアゴ、また腕や太ももやふくらはぎまでできるといわれています。とすると、これはまさしく『部分ヤセなのではないか！』と思ってしまいます。しかし、どうもそう簡単にはいかないようなのです。

脂肪細胞というのは非常に頑丈な組織で、まわりには血管や神経が細かくはりめぐらされています。脂肪吸引では、これら丈夫な脂肪細胞を破壊しながら吸い出していくわけで、なんと吸引した脂肪とおなじくらいの血液も流出してしまうというのです。

これまで、残念なことに手術中の死亡事故も起きています。2009年には、脂肪吸引手術を受けた女性が、不適切なカニューレ操作により腹壁と腸を損傷し、2日後に死亡しました。この手術の執刀医は、業務上過失致死罪で起訴され、有罪判決が下されています。

脂肪吸引手術を実際に実施している、ある美容整形外科の案内を読んでみると、「脂肪吸引イコール減量ではない」とはっきりとうたっています。吸引したからといって、大幅な体重減にはつながらず、当然のことながらメタボリックシンドロームの改善にもならないのです。

つまりこの手術は、ダイエットに直接結びつくものではなく、プロポーションをよくするための、あくまでも"美容"のための整形手術だととらえるべきだと思います。この十数年で、この手術に関する医学的進歩があったようですが、それでも費用も高額なようですし、術後の部分に不自然な凸凹ができ、かえってみにくい形になってしまったという報告があるのも事実です。ですから、本講義ではこれをおすすめすることはできません。

■ "ヤセ薬"のウラに隠されたホントの実態！

「飲むだけでヤセられる！」このような見出しの『補助食品』は、ちまたにはあふれています。しかし、これらは"食品"であって、"薬品"つまり"クスリ"ではありません。

では、肥満に効くような"クスリ"というのはないのでしょうか？　これはミドルエイジの受講者の方からはときどき受ける質問です。

実は"薬"は、ないことはないのです。『マジンドール』というスイスで開発されたものが、あるにはあります。日本でもこの薬が、『サノレックス』という名前で1992年から認可され使われるようになりました。ただし、これは誰でも手に入れられるのではなく、肥満度が＋70％以上、ＢＭＩが35以上という"高度肥満者"のみに限って処方されています。

この薬品は「飲むだけでヤセられる」というようなものではなく「飲むと食欲が抑えられる」という食欲抑制剤です。もちろん薬ですから、若干の副

作用（口渇感、便秘、胃部不快感、悪心、睡眠障害など）も覚悟しておかなければなりません。

　この『マジンドール』の効果ですが、日本での臨床治験では14週間で体重減少が平均4.5kgと報告されていますので、その効果はさほど劇的なものではありません。

　ちなみに、本講義受講生の体重減少は、15週間で平均約5kgでしたから、この薬にも負けてはいません。ですから、早めにダイエットに取り組み、このような薬にお世話にならなければいけないような"高度肥満"には陥らないようにすることが大切だと思います。

　さて、ここでぜひ認識しておいてほしいことがあります。それは、現在日本で安全性が確認され、認可された薬はこの『マジンドール』ただひとつだということなのです。一般の人には入手できないような"薬品"の話をわざわざ持ちだしたのも、『ヤセ薬』といえるものは唯一コレだけだということを知っておいてほしいからなのです。

『ヤセ薬』と称して、いわゆるインチキな薬品が、法外な値段で取り引きをされているともいわれています。『利尿剤』と『下剤』についてはその問題性を前述しましたが、これらをビタミン剤などと混ぜて販売したり、あるいはある種の『ホルモン剤』を『ヤセ薬』と偽って売られていることもあるのです。

　そして、より深刻かつ重大なのが『覚醒剤』です。覚醒剤にはベータ・アドレナリンというホルモンが含まれ、これには食欲を減退させるはたらきがあります。そこで『覚醒剤』を『ヤセ薬』と称して販売するわけですが、ご存じのように、摂取せずにはいられないという習慣性や、そのほかさまざまな精神障害などが現われてくるのです。

　ところで、2012年にいくつかの肥満治療薬が、日本の製薬会社から厚生労働省に対して認可申請されたと聞いています。もしかすると、近い将来肥満解消に効果のあるクスリが発売されるかもしれません。しかしながら、それはあくまでも医療対象ということになりますから、病院に行かなければいけませんし、相応の時間とお金がかかります。ですから、まずは自力でダイエットに取り組むことが大切ですね。

■ 激しい運動は、逆に死亡率を高める

　アメリカのハーバード大学で、パッフェンバーガーという先生が、なんと20年間にわたって、卒業生の1万7000人を対象に追跡調査したというすごい研究報告があります。

　彼は、日常生活のなかで消費される一週間の総カロリー数と、死亡率の相関関係を調べました。消費カロリーを基準に、日常的にほとんど運動をしない総カロリー「500キロカロリー／週」以下の人びとから、「3500キロカロリー／週」というかなり高強度の運動をする人びとまで、いくつかの段階でグルーピングをしました。

　その結果、ほとんどスポーツをしていない「500キロカロリー／週」以下の人びとの死亡率を1とすると、運動量が多いグループほど死亡率は低くなっていき、「3000キロカロリー／週」の運動をしている人たちのグループは0.46、つまり、半分以下の死亡率に下がっていることがわかったのです。

　ところが、「3500キロカロリー／週」以上の激しい運動実践をしている人びとは、逆に死亡率が上がってしまっていたのです。これは、スポーツと健康の関わりを考えるうえで、たいへん示唆に富むデータといえます。

　ともすれば私たちは、運動をすればするほど健康にすごせると考えがちです。しかし、何ごともそうですが、モノには限度があるということを知っておきましょう。これはもちろんダイエットにもあてはまるのです。

　ちなみに、本講義で求めている一日一万歩（約300キロカロリー）のウォーキングは、毎日実践したとしても、一週間で2100キロカロリーですから、ちょうどよい、適度な運動であることがおわかりいただけると思います。このほかに筋力アップのトレーニングをプラスしても、まだ3500キロカロリーまでには余裕がありますね。

　あなた自身がいま実践しているダイエット法を信じて、ゆっくりと地道に、しかし確実に"体脂肪"を減少させていきましょう。『学問に王道なし』といいますが、『ダイエット』にも"近道"や"抜け道"、まして"ワープ"などは絶対にないのです。一歩一歩、自分を信じ、励ましながら進んでみましょう！

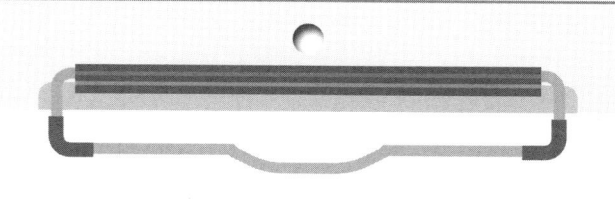

講義12のまとめ

①非科学的な怪しいダイエット法にだまされるな

②「トクホ」食品は「体脂肪のつきにくい食品」だが「ヤセる食品」ではない

③単品ダイエットは絶対やめよう。ムダな努力です

④エステの「部分ヤセ」は水分の排出や組織の圧迫による一時的なもの

⑤「塗るだけでヤセるローション」で本当にヤセるには、とてつもない量が必要

⑥「脂肪吸引」はヤセるのではなく、美容のための整形手術と考えよう

⑦日本国内でヤセ薬として認可されているのは「サノレックス」の1つだけ

講義 13 トップアスリートの肉体改造論

■ お相撲さんの"ちゃんこ鍋"は、計算された料理

　太っている人を揶揄するときに、「あの人、太っていてお相撲さんみたいだよね～」なんていい方をします。

　たしかに力士たちの体格は大きく、入門するには新弟子検査というのがあるのですが、その基準は『身長173cm・体重75kg以上とする』とされていました。かつて小柄な力士志望者が、「頭にシリコンを埋め込んだ！」なんていう話もありましたよね。現在では、これが『身長167cm・体重67kg以上とする』(3月場所は中学卒業者に限り身長165cm以上、体重67kg以上)となっており、2012年12月に行なわれた新弟子検査では、「身長160cmだった青年が、髪を3ヵ月間伸ばして盛り上げて固め、さらに身長測定時に背伸びをして、奇跡の7センチアップで合格した！」と大きく報じられましたので、テレビなどで、その画像をご覧になったかたも多いのではないかと思います

　お相撲さんの一日は、早朝5時頃に起床し、6時からの稽古で始まります。このときに、彼らは朝食を食べません。水分の補給だけで、ほかには何も栄養摂取をすることなく、早朝から3～4時間にもおよぶ猛烈な稽古に励むのです。一般の人だったら、おそらく稽古途中で栄養不足になって、倒れてしまうでしょう。

　そして稽古後、番付順にお風呂に入ったあと、朝食兼昼食の"ちゃんこ鍋"を食べます。このちゃんこ鍋の中身は、『肉』、『野菜』、『豆腐』の3種類の食材が中心になっています。肉と豆腐はタンパク質を豊富に含んでいますので、筋肉をつくるために効果的で、野菜は細胞を活性化させるはたらきをもっています。この野菜は"下茹で"をせず、直接鍋に放りこむので、ビタミンなどが失われず、たいへん無駄のない、効率的な調理方法だといわれています。

　ところで相撲取りは、"ちゃんこ"(鍋に限らず、力士の作る手料理はすべてちゃんこと呼ばれる)をまさに山のように食べるのですが、一回の食事

でどれくらいのカロリーを摂取していると思いますか？

　なんと彼らは、この朝と昼兼用の食事一食だけで、4000〜5000キロカロリーもとってしまうというのです。この量は、平均的な日本人の一日の摂取カロリー約2000キロカロリーと比較すると、2倍以上というとてつもない高カロリーであることがわかります。しかも、これで一食分なのですから、あれだけ大きな体になるのも納得できますね。ちなみに、一年間で40〜50kgも体重を増やす力士もいるそうです。

　私たちの体のメカニズムでは、激しい運動を行なったあと、体内で成長ホルモンが盛んに分泌され、筋肉がつくられることがわかっています。そしてこのときに、タンパク質を充分に摂取していれば、筋肉を成長させ、量を増やすことができるのです。つまり"ちゃんこ鍋"とは、筋肉量を増やすには絶好のタイミングで、さらに適切な食材を選んでつくられた食事といえます。

　そしてもうひとつ、相撲とりは体を大きくするために、普通のサラリーマンには不可能な、あることをします。さて、それはなんでしょう？

　実は、"お昼寝"なんです。意外に思われるでしょうが、彼らはちゃんこ鍋を食べたあとに熟睡するのです。そしてこれが、スポーツ医学的側面からいうと、たいへん重要な意味を持っています。

　私たちの体は、睡眠中に筋肉を合成しています。睡眠を分析すると、浅い眠りである"レム睡眠"と深い眠りの"ノンレム睡眠"のふたつのパターンに分けられます。そして、普通は寝入ってすぐの深い眠り、つまり"ノンレム睡眠"のときに、『成長ホルモン』が盛んに分泌され筋肉がつくられるのです。

　このホルモンは、筋肉の成長だけでなく、他の器官の成長や修復をする役目も持っています。また、睡眠中というのは、体のほとんどの機能も休んでいますから、エネルギーを『筋肉づくり』に集中できるのです。

　このような生活習慣によって、力士の人たちは、なんと22〜23歳くらいまで背が伸びるそうです。一般の男性は、おおよそ18歳くらいで身長の伸びは止まるといわれていますから、5年も長く成長を続けるわけです。昔から『寝る子は育つ』なんていいますが、これは本当だったんですね。

　ちなみに、昼寝をしているのはお相撲さんだけではありません。日本オリ

ンピック委員会 (JOC) とサポート企業の「味の素」が、ナショナルトレーニングセンターを利用するアスリート110名 (男性86名、女性23名、無回答1名。平均年齢23歳) を対象に、2012年に行なった調査によれば、アスリートの平均睡眠時間は8時間4分で、これは、東京のビジネスパーソンの平均睡眠時間5時間59分 (味の素調べ) と比べると、2時間5分も多いと報告されています。トップアスリートたちが、積極的に睡眠をとっていることがうかがえますね。

　アスリートたちの平均睡眠時間8時間4分のうち、夜間の睡眠時間は平均6.9時間で、残りは"昼寝"だそうです。調査では、「いつも」「トレーニング期間中」「試合期間中」を合わせると、68.2％ものアスリートが"昼寝"を取り入れており、その平均時間は1時間36分と算出されています。つまり約7割もの選手たちが昼寝をしているという、驚くべき数字です。

　一般的に睡眠の1サイクルは90分 (1.5時間) とされていますから、アスリートたちは昼寝で、1サイクルの睡眠をとっていることになります。睡眠が、トップアスリートのパフォーマンス発揮に、欠かせない重要な要素であることがわかりますね。

■ ただのデブではない！ 意外に少ないお相撲さんの体脂肪

　一年で数十キロも体重を増やし、体を大きくしていくお相撲さんというのは、やっぱり"肥満"なんでしょうか？　彼らの体脂肪率は、いったいどれくらいの数値だと思いますか？

　日本相撲協会相撲診療所の林盈六医師は、実に興味深いことを述べています。林先生によれば、新弟子として角界に入ってくる"怪童"たちの多くは、やはり『脂肪太り』なんだそうですが、それが入門後の厳しい稽古によって、あれほど大量の"ちゃんこ"を食べるにもかかわらず、体重は減少するんだそうです。

　元横綱の貴乃花、いまの貴乃花親方ですが、彼でさえも入門時に110kgあった体重が一年後には95kgと、15kgもヤセてしまったというのですか

ら驚きです。相撲界ではこれを「婆婆(しゃば)の脂肪落とし」とか「絞り出し」と呼ぶようです。

　ちなみに、この新人の苦難をものともしなかったのは、第58代横綱千代の富士（現九重親方）だそうです。彼は、中学時代には陸上競技（短距離走、走り高跳び）の選手で、北海道大会では上位に入賞していたというから驚きです。千代の富士関といえば、現役時代、相手と組み合ったときに腕や肩に筋肉が浮き出すまさに筋骨隆々の肉体を、いまでもはっきりと思い出すことができますが、入門前から脂肪があまりついておらず超筋肉質の体だったんでしょうね。

　このようにして、新弟子のほとんどの力士たちは「脂肪の絞り出し」を経験したあと、『朝食抜きで稽古 → 入浴 → ちゃんこ → 昼寝』という生活パターンに慣れていき、ホルモンの分泌の仕方に変化が現われ、脂肪蓄積傾向の肉体へと改造されていきます。

　そして『序二段』になると、力士の平均体脂肪率は、『序の口』からくらべ4～5％も増加し、平均で30.5％ほどの体脂肪率になります。さらに『三段目』になると、『序二段』の延長線上にあり、さらに輪をかけたようなものですから、さらに体脂肪率は高くなり平均34.5％にもなるのです。

　ところが、ここからが"ただのデブ（失礼！）"と、力士とでは違うところなのです。『幕下』に上がってくる力士たち、彼らはいわば相撲界のエリート予備軍ですから、筋肉をつけ逆に体脂肪を落としてきます。体脂肪率の平均は29.5％と、5％も脂肪率を下げてきます。さらに、『十両』に昇格すると、体脂肪率はさらに平均24.5％にまで落ちてきます。

　そして、ついに超エリート集団『幕内』力士となると、体脂肪率はなんと23.5％！　この数字は、一般的な肥満の数値25％を切っていますから、多くの幕内力士たちは、"肥満ではない"ということになります。あれだけ大きな体でありながら、この23.5％という体脂肪率は驚異的です。しかも相撲診療所の林医師によれば、力士のなかで内臓脂肪型肥満はひとりもいないということです。

　つまり体脂肪率の高さは皮下脂肪の多さということで、この皮下脂肪は、相撲のような格闘技においては、相手からの攻撃を受け止めるクッション、

つまり衝撃吸収材の役割を果たします。いうなれば、筋肉の上に脂肪の鎧(よろい)をつけているようなもので、"ボディを守る"という意味がちゃんとあるのです。

ダイエットの反面教師としての力士の生活習慣

　力士たちの生活習慣には、私たちがダイエットを行なううえで、とても参考になることが多く含まれています。
　まとめてみると、つぎのようになります。

> ①朝食を抜き、残り2食の食事量を多量にすると、空っぽな体に食物をとりこむことになるので、食べ物からの摂取カロリーを吸収しやすくなる。
> ②食後すぐに寝ると、ホルモンが分泌されるので、筋肉は太くなりやすいが、消費カロリーも減ってくるので、エネルギーは全般的に体に吸収されやすくなる。
> ③ちゃんこ鍋のように、肉や豆腐などを食べると、豊富なタンパク質を摂取できるので、筋肉をつくるために効果的で、また、野菜を多量にとることは、細胞を活性化させることにつながる。

　このように①と②は、ダイエッターたちにとっては"反面教師"つまりマイナスの情報として、参考にすることができます。「朝食抜きで、朝・昼兼用の食事をお腹いっぱい食べ、そのあとでお昼寝、なんていう生活は確実に太る」ということを、お相撲さんたちは実証してくれています。
　さあ、家でダラダラしているおかあさんたちは大丈夫ですか？　「寝坊して、朝食は食べずにランチを目一杯食べて、その後、テレビのワイドショーを見ながらデザートのケーキを食べて、そしてお昼寝」これじゃあ、力士とおなじ体型か、それ以上になりますよ。気をつけましょうね！
　いっぽう、③は私たちの食生活においても、充分に見ならう価値があるものです。鍋にお肉を少なめに入れ、お豆腐や厚揚げなどの豆類のタンパク質

を多くし、たっぷりの数多くの野菜を入れ薄味で調理する。実は、これは私が学生たちにすすめている自炊メニューなのです。

本学では、『スポーツ栄養学』という講義を開講しています。これも私の担当する授業なのですが、そのなかで、「スポーツちゃんこ鍋」を推奨し、調理実習も実施しています。ちゃんこ鍋は、その食材の選び方によっては、とてもよいダイエット食になりますし、またスポーツ選手のトレーニング食にもなるのです。ぜひ工夫して自分で調理してみてください。

ご参考までに、本学のおすすめ『ダイエットちゃんこ鍋』のレシピをご紹介しておきましょう。

四国学院大学のダイエットちゃんこ鍋

低カロリーで、野菜たっぷり。スープに味をつけず、ポン酢でいただきますので、塩分も控えめです！　魚のつみれや、はんぺんは、低カロリーですが、物足りないという方は、白身の魚や鶏のササミなどをいれてもいいでしょう。カニやエビを入れると、豪華なダイエットちゃんこになります。あまり煮すぎないのがポイント！　好みで、キムチを加えると、唐辛子のカプサイシン効果で、いっそう脂肪燃焼が期待できますよ。

材料（2～4人分）

材料	分量
玉ねぎ	1個
ごぼう	1本
ニンジン	1本
マイタケ	
エリンギ	各1パック
レタス	1個
サラダほうれん草	1袋
もやし	1袋
水菜	1袋
魚のつみれ	1パック
はんぺん	1枚
豆腐	1丁
くずきり	適量
白菜キムチ	（お好みで）

作り方

①鍋に水（6カップ）とだし昆布を入れて火にかけ、酒（50cc）とにんにく（すりおろしたもの）を加える。ごぼうはささがきにして水にさらしてアクを抜き、まいたけ、エリンギは石づきを取り除き、適当な大きさに切っておく。

②ニンジンは細切りにし、タマネギは、1.5cm厚の輪切りにする。レタスは、食べやすい大きさに手でちぎっておく。サラダほうれん草は、切らない。水菜は洗って根元を切り落とし、4～5cm長さに切っておく。はんぺんは、2cm角くらいに切っておく。焼き豆腐は、8つに切る。くずきりは、熱湯でもどしておく。

③火の通りにくい根菜類から煮る。はんぺん、くずきりは最後に。火が通ったら、ポン酢でいただく。あとからキムチを加えて、前半をポン酢でいただき、後半をキムチ味にすると、2度おいしいですよ。

■ スポーツ・ライフ・マネジメントという考え方

　2012年のロンドンオリンピックでは、日本選手が38個（金7個、銀14個、銅17個）のメダルを獲得し、2004年のアテネ大会を抜いて史上最多となりました。もちろん、メダルをとることだけがオリンピックの目的ではありませんが、日本のメダルラッシュはうれしかったですね。

　この背景には、実はスポーツ環境の整備があったということをご存じでしょうか？

　2001年に完成した国立スポーツ科学センター、あるいは2008年の北京オリンピックに向けて作られたナショナルトレーニングセンターなどによって、たとえばフェンシングなどの競技団体が、年間を通じてトレーニングの拠点を持てるようになりました。フェンシングは、銀メダルを獲得しましたよね。実はかくゆう私、大学時代にはフェンシング部に所属しておりました。一応、公認審判員資格も持っているんですよ。（プチ自慢……）

　さて、このようなスポーツ環境整備のなかで、中心としてすすめられてきたのが「**スポーツ・ライフ・マネジメント**」という考え方でした。これは、『①食事　②運動　③休養』を三本柱とする考え方で、以下のような内容を含んでいます。

---
①食事……体をつくる食物の摂取
②運動……スポーツ科学にもとづくトレーニング
③休養……心身の休息

　オリンピック選手などのトップアスリートたち、またサッカーや野球などのプロ選手たちも、いまではこのスポーツ・ライフ・マネジメントの理念と方法によってトレーニングを行なうようになってきています。

　この話を本学のダイエット講義ですると、「そんなの、（太ってる）ボクらに関係ない話じゃないですかぁ～」なんていう学生がいますが、けっしてそうではありません。これをダイエッターたちも、自分にあてはめて利用すべきなのです。

年に何回か、私は子どもたちのスポーツ指導者、たとえばスポーツ少年団とか地域のスポーツクラブの指導者たちにお話をする機会があります。そんなときに、「スポーツ・ライフ・マネジメントの考え方にそって、子どもたちに指導をしてくださいね！」と、かならずいうようにしています。

　たとえば、①の食事は、成長期の子どもにとっては、朝食を含め、とても大切なのはいうまでもありません。また②の運動も、トップアスリートの練習内容や方法を真似る必要はありませんが、たとえば、学校で教わる体育の授業を一生懸命にやるとか、友だちとできるだけ外で遊ぶようにするとか、その具体的運動実践はとても大切です。さらに③の休養は、子どものアンケート結果を見ると驚くべき結果がでているのですが……、小学生でさえ「ストレスを感じる」という回答が多く、体とともに"心"も休めるような環境を作ってあげる必要があるのです。また、睡眠が「寝る子は育つ！」のことわざどおり、体を大きくするという事実は前述したとおりです。

　さらに、このスポーツ・ライフ・マネジメントは、いっぽうで「高齢者」にも最適の方法なのです。筋肉の量を減らさないために、タンパク質をしっかりととる①の食事は重要ですし、当然のことながら②の運動で体脂肪がつきすぎないようにしつつ、筋力アップをはかる必要があります。さらに③の休養では、"質の高い睡眠"の確保を心がけるように指導しています。睡眠時無呼吸症候群や、その他の原因によって、不眠などの睡眠障害におちいっている中高年は、驚くほど多いのです。

　コロンビア大学の研究発表（National Health and Nutrition Examination Survey）によると、平均睡眠時間が4時間以下の人は望ましいとされている平均睡眠時間7時間の人にくらべて、73％も肥満になる確率が高く、睡眠時間が5時間の人で50％、睡眠時間が6時間の人は23％肥満になる確率が高くなると報告されています。

　このほかにも、いくつかの国内外の大学等研究機関で、同様の研究報告が行なわれています。つまり、『睡眠不足は太る』ことが証明されつつあるのです。

■プロ野球選手の肉体改造術に学ぶ

　いまや日本球界を代表する選手で、現在ではアメリカメジャーリーグで活躍をするダルビッシュ・有投手。彼は、メジャー移籍を念頭において、2010年のオフシーズンに肉体改造を行なったことが知られています。

　ダルビッシュ投手は、身長196cmととても背の高い選手です。その肉体改造は、筋力を増やし体重を増加させるというものでした。彼は食生活を劇的に変化させ、一日に6食以上の食事をとり、さらに食間にはプロテイン（タンパク質）も摂取していたようです。そして体重を増やしながら、トレーニングによって脂肪を落とし、筋力だけを残しながら、改造前より体重を10キロ増やすことに成功しました。

　その結果、ダルビッシュの投げる球威は増し、日本ハムファイターズにいた2011年には通算18勝を上げ、276奪三振、投球イニング232回、日本プロ野球史上初の5年連続防御率1点台を記録するなど、過去最高の成績をあげました。そして翌2012年、米国テキサス・レンジャーズへ移籍し、メジャーリーグにおいても活躍を続けています。

　そして、このダルビッシュを手本にしたのが、読売ジャイアンツの沢村拓一投手です。彼は2011年のオフシーズン、「ダル式・巨大化計画」によって、食べることで体重を増やし、自らの球威アップのために肉体改造計画を実行しました。

　沢村投手は、メディアの取材に対し「体重をもう1、2キロ増やしたい。メシをのみ込むのではなく、詰め込む感じですね。2時間おきに食べて、おなかが減らないようにしています」さらに、「体重を落とすのは簡単ですが、増やすとなると難しい。おにぎり、うどん、サプリメント。肉は500～600グラムは食べています。あとは、しっかり汗をかく」とコメントしています。

　ちなみに沢村の食事回数は、1日9食。ウエートトレーニングや走り込みの合間には、かならず食事をすることを心掛け、動いては食べ、食べては鍛え……。このサイクルをキャンプ中盤まで続け、以降は実戦仕様の体へと洗練していくという"筋トレ"ならぬ、壮絶な"食トレ"ともいえる挑戦を

したのです。この時点での沢村の体重は96kg、最終目標を98kg前後とし、巨大化計画を進めました。

　ところで、本学、四国学院大学の硬式野球部は、全日本大学野球選手権の常連校でして、実は！（ちょっと照れますが……）　私ウルシバラ、野球部長を拝命しております。数年前、沢村投手がまだ中央大学に在学していた頃、神宮球場での試合の、数日前練習で中大の野球場をお借りし、練習試合をさせてもらったことがあります。そのときに、当時大学生の沢村を、私自身の目で見たのですが、特別体の大きな選手という印象はなく、おそらく70kg台くらいの体重ではなかったかと思います。このときには、まさかジャイアンツの選手になるとは思いもしませんでしたが……。

　プロ入り後、沢村投手の体はどんどん大きくなり、3年目を迎えた2012年のオフには、シーズン中に95kg前後だった体重を、大台の100kgを超えるまでに大きくしたと報じられました。約20メートルの距離で球を受けたチームメイトが、「速え〜よ！　沢村の球は怖い！」と驚きの声を上げたとも伝えられ、筋肉をつけたことによって豪腕に磨きがかかり、球速がアップしたようです。沢村投手の「ダルビッシュ化計画」は、成功したようです。

　運動不足や運動嫌いの人が、この沢村投手のまねをしても、"ただいたずらに太る"だけでしょう。しかしおなじカロリーをとるのであれば、回数が多いほうが太らないのですから、現在の3食の食事とおなじカロリーを4回に分けて食べれば、それだけダイエットの可能性は高くなるということです。

■『自意識』をもった積極的ダイエット

　プロのスポーツ選手やオリンピックレベルのトップアスリートというのは、「私は、血のにじむような努力と、誰にも負けないくらいの練習をしているんです！」なんていうことはけっして公言しません。ですから、ともすれば華麗なパフォーマンスの陰に、本人の"真の努力"あるいは"強い思い"が外から見えなくなってしまうことが多々あります。

　私はこれまで、仕事絡みでメダリストやトップアスリートの方とごいっし

ょする機会があり、さまざまな方々とお話をしてきました。そして、彼らのプライベートな一面を垣間見て、そのmotivation(モチベーション)の高さとともに、『自分の体に対しての意識とプロフェッショナルの自覚』を知るにつけ、本当に驚かされてきました。

　トップアスリートたちが、ほぼ例外なく遵守しているのは、前述した「スポーツ・ライフ・マネジメント」であるということを実感しました。やりかたの差異はありますが、この三本柱のどれか一つが欠けても、トップレベルに居つづけることは難しいのです。

　そしてさらに、少しずつわかってきたのですが、彼らには、他言こそしない、あるいは自ら自覚はないかもしれないけれど、ある「共通ポイント」があることに気づきました

　そのポイントとは、『自分の体を強く意識している』ということです。アスリートたちの、言葉のはしばしにそれを感じました。スポーツ界の最前線で活躍する人たちの"みずからの体"への意識というのは、体がまさに商売道具ですから、"ボディケア"を驚くほど丁寧かつ慎重に行なっています。それは、まさに過剰ともいえるほどに強い"自意識"であったり、自らを慈しむ"自愛"だったりするのです。

　これは、これまでにお会いした芸能人の方々にも共通した「ポイント」、あるいは「センス（感覚）」といっていいかもしれません。そういった意識を持ち続けていられることこそが、おそらく"一流の証"なのだと思います。

　ダイエッターたちも、これを見ならっていこうではありませんか。自分の体がいま、どのような状態にあり、どうすればもっとよくなるのか、あるいは変わっていけるのか、つねにそれを考え、"自意識"をもち"自愛"しながら、自分自身で磨きあげていく。一流といわれる人たちに、メンタルな面だけでも、近づいていこうではありませんか。

　このことは、リバウンドを起こさないためにも、とても重要なことだと思います。自分を信じ、いとおしく思いながら、しかし強い意志をもって、これまでの"自堕落"で"ちょっと残念"だった自分を変えていく……。トップアスリートたちから学び、そのメンタリティをまねて、つねに強い意識に支えられた『積極的ダイエット』に取り組んでいきましょう。

講義13のまとめ

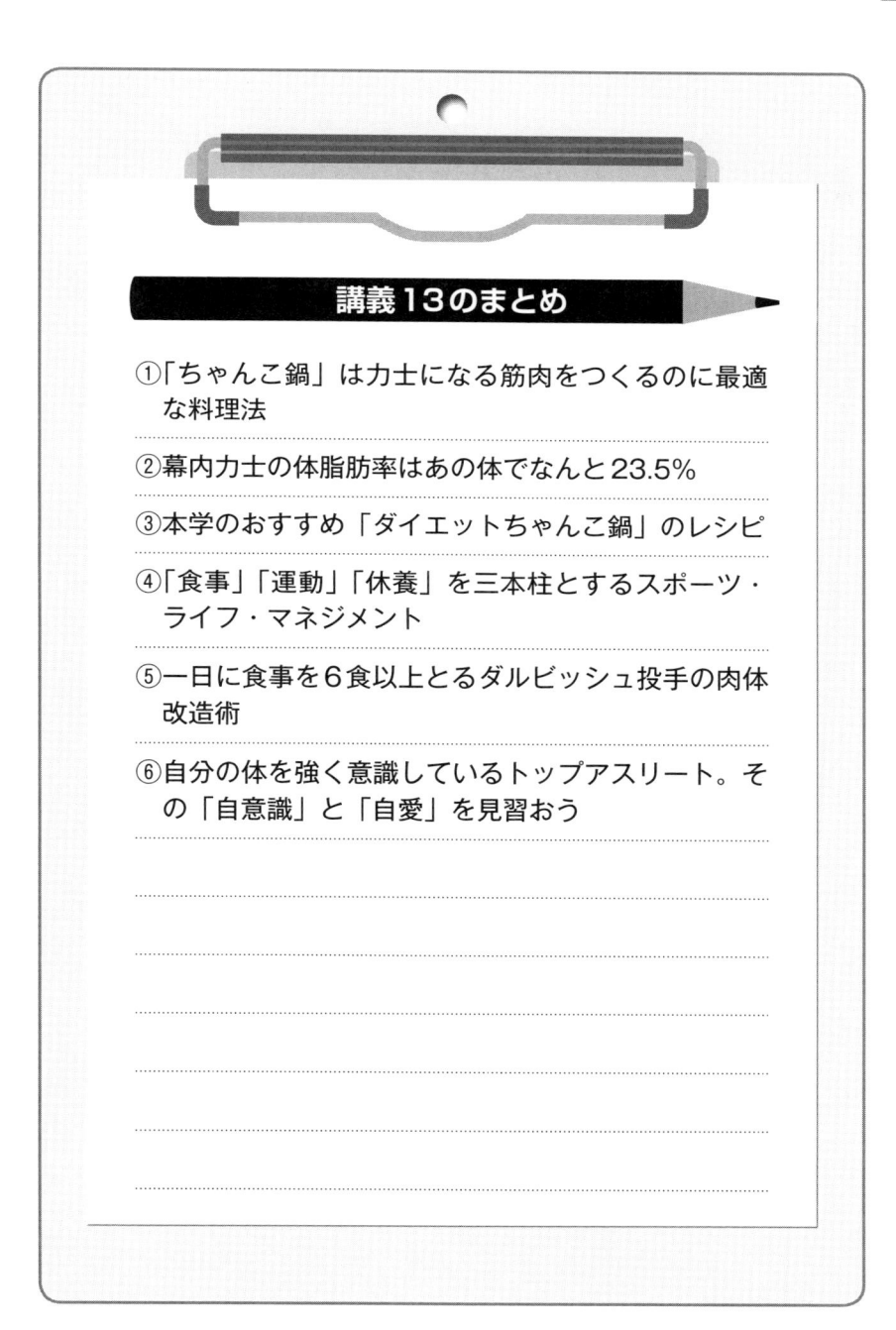

① 「ちゃんこ鍋」は力士になる筋肉をつくるのに最適な料理法

② 幕内力士の体脂肪率はあの体でなんと23.5％

③ 本学のおすすめ「ダイエットちゃんこ鍋」のレシピ

④ 「食事」「運動」「休養」を三本柱とするスポーツ・ライフ・マネジメント

⑤ 一日に食事を6食以上とるダルビッシュ投手の肉体改造術

⑥ 自分の体を強く意識しているトップアスリート。その「自意識」と「自愛」を見習おう

講義 14　実験を行なったさまざまなダイエット法

■ 冷却シートで本当にヤセるの？

　2003年6月、日本テレビ系列の『特命リサーチ200X-Ⅱ』という番組で、"冷却シート"を使った実験が放送されました。"ぐっさん"こと山口智充さんが取材に来られるという場面設定で、東京は新宿のとあるビルの1室に、私の研究室を再現設定し、そこに計測機器を持ち込み、被験者たちにも来てもらって撮影を行ないました。番組の収録後、控え室で"ぐっさん"と昼食をごいっしょさせていただき（と、言ってもいわゆるロケ弁でしたが……）、とても楽しく貴重な時間を過ごさせていただきました。あのかた、本当にいい人ですよ。この番組は大反響を呼び、翌日にはドラッグストアやコンビニなどで、冷却シートの売り切れが続出し、実験を行なった本学にも問い合わせが殺到しました。

　ある製造元から、聞いた話では、番組放送後、冷却シートの生産が追いつかなくなり、24時間フル稼働の状態が約2ヵ月間も続いたとのことです。メディアの影響力を改めて思い知らされますね。

　さて、番組でのこの実験、熱がでたときに額などに貼る市販の"冷却シート"を被験者の背中に貼るというものでした。え？　そんなんでヤセるのかって？

　それが、実験では驚くほど体重と体脂肪が減少したのです。これは、私の研究グループの予想値をはるかに超えるものでした。そのメカニズムは、以下のようなものです。

　恒温動物である人間は、外界の温度変化に関係なく、つねにほぼ一定の体温を保っていますので、寒さを感じたら、当然体内では熱を発生させることになります。ちなみに寒さは、皮膚の表面にある『冷点』という寒冷刺激の受容体が、"冷たさ"を感知します。

　たとえば、冬の寒い朝に外に出たときなど、『冷点』のセンサーが「寒いぞ！」と感じ、この情報を得た脳が「体温を上昇させろ！」という命令を出し、私たちの体は意識をしていなくても、体をブルブルと震えさせるわけで

す。つまり、脳の指令で筋肉を小刻みに動かし、"震える"ことによって熱を作り出しているということになります。

いっぽう、このような体が震える熱産生とは違い、「非ふるえ」と呼ばれる"筋肉が震えることなく熱を作り出すしくみ"もあります。

これが UCP（Uncoupling protein ＝脱共役タンパク質）と呼ばれるミトコンドリア内膜のタンパク質による熱産生のメカニズムで、これがヒトの体温維持という重要な機能を、体内で担っていることがわかっています。UCP は全身に存在し、脂肪を原料として熱をつくりだします。

つまり、寒さを感じたときには、脳が交感神経を通してこの UCP に指令を出し、より多くの脂肪を燃やすことでエネルギーを生み出していると考えられているのです。

ですから、上手に UCP の働きを活性化させることができれば、「非ふるえ」熱産生なので、筋肉を動かす必要はない。ということは、『運動やエクササイズなどをしなくても、脂肪燃焼の可能性がある！』ということなのです。では具体的に、なにをどうすればよいのでしょうか？

研究の結果わかったのは、『冷点に対して、わずかに"冷たい"という刺激を長時間与えつづけること』によって、脳は「このままでは体温が低下してしまう！」と錯覚し、より多くの脂肪を燃焼させるスイッチを入れてしまうということでした。その結果、エネルギーの消費量が上がるのです。

では、どうやって長時間の冷却刺激を継続すればいいのか……？ 研究員たちと「あれでもない、これでもない」と試行錯誤した結果、これを可能にするツールが、市販の"冷却シート"だという結論に至りました。

"冷却シート"は、ジェルに含まれた水分の蒸発によって、皮膚から気化熱を奪い、体温を下げるようにできています。また、多くの製品にはメンソール系の香料が使われており、この成分も皮膚に"冷たい"という感覚を生じさせます。

"冷却シート"は、赤ちゃんにも使える商品ですから、安全性が高く、しかも氷や水で冷やすのに比べ、冷却効果がおだやかなところも、UCP を活性化させるダイエット実験には最適でした。

ちなみに、メーカーに問い合わせたところ、どんなに温度が下がっても

25℃以下になることはなく、保冷時間は8〜10時間とかなり長いという回答を得ました。ですから、朝、起床した後に貼り、午後に一度だけ交換をすれば、就寝する前まで冷やしつづけられることもわかりました。また、大きさも、シートを数枚を貼ることによって、冷点が多く集まっている背中をほぼカバーできることも確認できました。

そして、実際、仮説にもとづいて実証試験を行なってみると、その結果は驚くべきものでした。被験者に消費カロリーの測定装置をつけてもらい、背中に冷却シートを8枚（縦にして4枚並列、上下2段）貼ってもらったところ一日で216キロカロリーも消費エネルギーが増大していたのです。

これは、日本人の平均栄養摂取量2000キロカロリーの10分の1を越えています。つまり、食事量を1割減らしたのとおなじ効果が期待できるということです。

この実験では、6名の被験者（20歳代〜40歳代の女性）全員に消費エネルギーの増加がみられました。そして、約1ヵ月間の試験で、最大で体重が4kg減、平均でも約2kgの減量、また体脂肪率は最大が4.4％減、平均で約2％の減少がみられたのです。

ちなみにこのとき、当然のことですが、食事制限や運動実践など、他のダイエットは一切禁止にしました。また日常生活も、冷却シートを貼り付けること以外は、すべていままでどおりにしてもらいました。それで、この結果がでたということに、私を含め関わったすべての人たちが、本当に驚かされました。

企業との共同研究へ

この後、冷却シートの製造元や大手の製薬会社からのオファーなどがあり、いくつかの同様の実験を行ないました。男性にも被験者になってもらい、年齢は18歳から30代後半まで、体型も多少ヤセ気味からBMI35以上の極度肥満の人まで、さまざまなタイプの方が被験者に名乗りを上げてくださいました。

実験を行なったさまざまなダイエット法　講義14

　4週間の貼付試験の結果、被験者の8割以上に体重及び体脂肪率の減少がみられ、女性よりも男性に顕著なダイエット効果が見られました。その数値は以下のとおりです。

▼冷却シート貼付試験の結果[4週間]（18～39歳：男女各10名の計20名）

性別	男性		女性	
	平均	最大	平均	最大
体重の変化	－1.7kg	－4.9kg	－1.0kg	－1.8kg
体脂肪率の変化	－3.7％	－5.2％	－2.1％	－5.2％
ウエストサイズの変化	約－2.0cm	－6.0cm	約－2.0cm	－3.6cm

　平均して男性のほうが減少値が大きいのは、男性は過去にダイエット及びリバウンドの経験が少なく、ヤセやすい体質であるのと、女性よりも皮下脂肪厚が薄く、冷点への刺激が大きく伝わりやすいためだと考えられました。
　こういった実験結果を踏まえ、大手の製薬会社からは背中に貼るタイプの冷却シートが発売されるなど、しばらくのあいだ「冷却シートダイエット」はブームが続き、出版社からの依頼もあって、このテーマでムック版と文庫本を1冊ずつ書いたりもしました。なんだか、いまから考えると、とてつもなく慌ただしく、そして忙しい日々だったように思います。

冷却シートの実験からわかったこと

　以上のように説明してくると、四国学院大学では「冷却シートダイエット」を推奨しているかのように思われるかもしれませんが、けっしてそうではありません。
　このダイエット法、朝に8枚のシートを背中に貼り、午後2～3時頃に新しいシートに貼り替えて、就寝前にはずします。つまり1日に16枚、1週間で112枚、1ヵ月で500枚ほど必要なのです。

シートの金額ですが、メーカーによって違うものの、およそ1枚が30～50円くらいはします。つまり1ヵ月でおよそ2万円前後のお金がかかってしまうということになります。本学の実験は、メーカーの提供品でやりましたが、自分で買うとなると、ちょっと厳しい出費ですよね。

　さらに、背中にシートを貼りつづけた場合、私たちの体はそれに慣れていってしまうかもしれませんし、その部分がずっと「寒さ」を感じつづけているわけですから、もしかすると皮下脂肪が厚くなってしまう可能性すらあります。半年以上の長期実験は行なっていませんので断言はできませんが、冷却シートダイエットは、やるにしてもせいぜい1～2ヵ月間の短期勝負ということになるかと思います。

　このようなことから、本学ではけっしてこのダイエット法をすすめているわけではないのです。ただ、この実験を通してわかったことがありますので、それをお教えしたいと思います。

　この冷却シート実験の"ツボ"は、『UCPを活性化させ、非ふるえにより脂肪燃焼効率をあげる』ということです。そしてそのためには、「からだの冷点が集まる部分を少しだけ長時間冷やす」ということです。

　これを日常生活において、冷却シートを用いることなく行なうとしたら、たとえばこんなふうに実践できるのです。寒い日などに厚着をして"ぬくぬく"としているのではなく、"少し寒いかな"と感じるくらいの服装にする。また、お風呂に入るときに、冷たい水のシャワーと、あたたかいお風呂を交互に入る、いわゆる『温冷浴』をする。こういったことでもUCPの効果が期待できるのです。

　これだったら、お金もかからずに手軽にできますので、ぜひ実践してみてください。ただし、薄着のあまり風邪をひいてしまったり、冷たいシャワーを浴びすぎて体調を崩したりしないよう、ホドホドにお願いしますね。

■二の腕のダイエット？

　NHKの『あさイチ』というテレビ番組をご存じでしょうか？　イノッチ

こと井ノ原快彦さんと、有働由美子アナウンサーが月曜〜金曜日の朝にやっている、あの人気番組です。

2012年の春に出演依頼があり、『目指せ！二の腕美人』というテーマで、北京オリンピック競泳メドレー銀メダリストの宮下純一さん（私とおなじ大学の卒業生、つまり同窓生です！）が本学キャンパスに来られ、事前に研究室でロケを行ないました。

また、5月の生放送では、私が東京渋谷のスタジオまで出向き、出演することになりました。放送前に、キャスターの一人である柳澤秀夫さん（NHK解説委員）と、個人的にお話をさせてもらえたのはうれしかったです。

この番組でのテーマ、"二の腕ダイエット"ですが、放送後、これも予想以上の反響がありましたので、その内容をかいつまんで説明しておきたいと思います。

ヒトには、脂肪がついてくる順番があることがわかっています。これは、

　　　お尻・腰 ➡ ウエスト・お腹 ➡ バストの下 ➡ 太もも ➡ 二の腕

という順番です。つまり、二の腕は一般的に最後に脂肪がついてくる場所ですから、ここに脂肪がついてしまったら、全身にはすでに結構な脂肪がついてきているという可能性が高いということですね。

ちなみに、体から脂肪が落ちていくのも、これとおなじ順番になります。つまり、お尻やウエストまわりなどは、脂肪がつきやすいけれども、いっぽうで落ちやすいということなのです。

この最後に脂肪がつく"二の腕"ですが、みなさんのお母さん、"振り袖"とか"モモンガ"なんていわれるような、たるみ状態になっていませんか？

では、なぜ二の腕はたるんでしまうのでしょうか？　まずは、二の腕の筋肉から説明します。二の腕には、腕を曲げてぐっと力を入れたときに力こぶのできる部分、つまり上側にある"上腕二頭筋"と、腕の下側にある"上腕三頭筋"のふたつの筋肉があります。

"上腕二頭筋"は、モノを持ち上げたり、引っ張ったりするときに使われます。たとえば、重い荷物を持ったり、赤ちゃんをだっこしたりするときに

使うのがこの筋肉です。日常生活で、よく使われる筋肉ですから、モノを運ぶ仕事、たとえばウェイトレスさんとか、何かを持ち上げる動きが多い女性は、力こぶが発達して盛り上がってたりしますよね。

　いっぽう、気になるモモンガ状態の"上腕三頭筋"は、上から腕を振り下ろしたり、押したりするときに使われます。たとえば、畑を耕すときにクワを振り下ろしたり、洗濯板で、腕を上下したり（学生のみなさん！　コレ知ってますか？）、あるいは廊下を雑巾がけしたりするときに使う筋肉です。

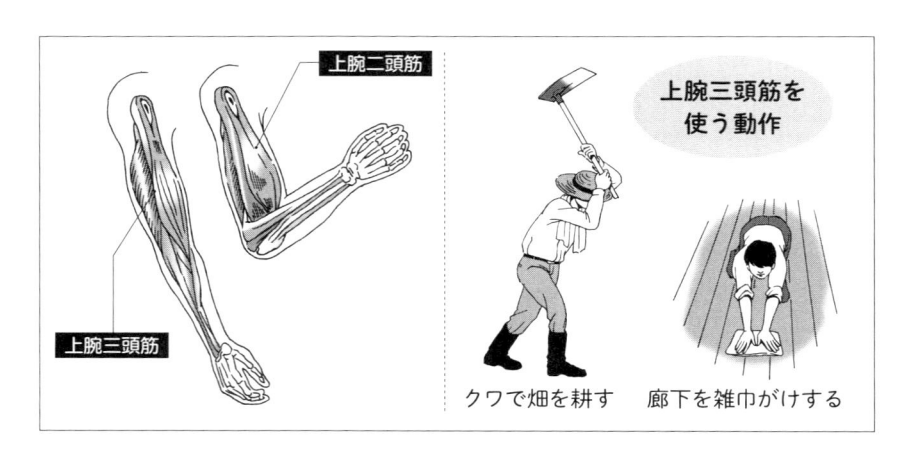

（上腕二頭筋／上腕三頭筋／上腕三頭筋を使う動作／クワで畑を耕す／廊下を雑巾がけする）

　え！　そんなのやったことないって？　そうなんですよ。実は、この「振り下ろす」とか、「押す」という力を、現在では日常でほとんど使わないんです。畑を人力で耕したりする人は、あまり多くないでしょうし、洗濯は洗濯機がやってくれますよね。廊下だって、掃除機で綺麗にできますし、雑巾じゃなく立ったままモップで拭くことができます。掃除機なんて、最近はロボットになってますから、勝手に自分で掃除してくれちゃいます。

　つまり、"押す、振り下ろす"という力を日常使わないがゆえに、二の腕の下の筋肉"上腕三頭筋"がたるんでしまうのです。しかも、筋肉は"霜降り"状態になっているという事実があったのです！

　使わない筋肉は赤身の部分に脂肪が入り、いわゆる"サシ"といわれる状態になって、霜降りになるのです。松阪牛とかだったら、サシが入ったモノが高級でいいのですが、二の腕でコレはちょっと困ります。

二の腕の筋肉に入ったこのような脂肪を、"EMCL"（extramyocellular lipid ＝ 筋細胞外脂肪）と呼びます。筋細胞外脂肪という日本語訳のとおり、筋肉細胞の外側に存在する脂肪で、筋肉のなかに網の目のように入ることによって、たるみを引き起こす元凶となっているのです。

　これは最近の研究でわかってきたのですが、このEMCLは、本来だったら筋肉になるはずの"筋衛星細胞"（サテライト細胞＝筋の細胞膜間に存在する未分化の幹細胞）が、筋肉にならずに"脂肪に変異"したものなのです。

　そして、なぜこのようになるかというと、実は脂肪の過剰摂取からなるのではなく、単なる"運動不足とタンパク質の摂取不足"から生じるといわれています。

　筋肉はつねにバネのように収縮し、皮下脂肪や皮膚をつり上げているのですが、"運動不足とタンパク質の摂取不足"からこのEMCLが増えると、筋繊維の収縮をさまたげてしまい、タルミ状態を引き起こすのです。無理なダイエット（食事制限）によっても、EMCLが増えてしまうのですから注意が必要ですね。

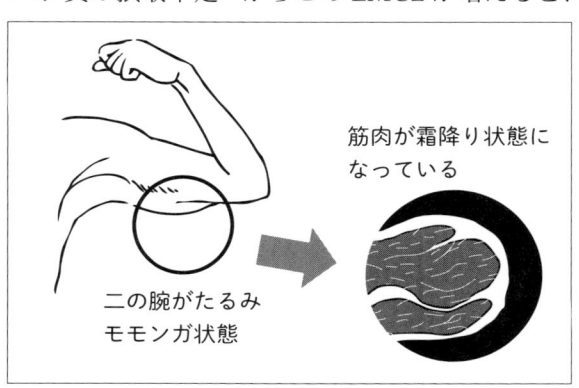

筋肉が霜降り状態になっている

二の腕がたるみモモンガ状態

■ 二の腕の部分ヤセは可能？

　二の腕の研究については、四国学院大学では、十数年前から行なってきました。そして「エクササイズによって、二の腕ダイエットが可能ではないか？」ということで、実験を重ねてきました。

　筋電計という、筋肉の動きが波形で出てくる機械を使い、どのような腕の動きをすれば、上腕三頭筋の筋肉が効率的に動き、また引きしまるのかを実験しました。その結果、二つの運動が効果的であることがわかりました。

以下が、本学おすすめの、2種類の「二の腕スリム・エクササイズ」です。「そんなエクササイズで、二の腕のモモンガ解消できるの？」という声が聞こえてきそうですが、大丈夫です。その実験結果をお教えしましょう。

　実験は、腕のたるみが気になる20歳代の女子学生3名と、30歳代の女性2名の計5名にお願いしました。

　エクササイズは1日に2回（基本は午前中と就寝前）、内容は、『後ろ手バイバイ』を1セット20回×3セット、合計60回を、4週間（28日間）やってもらいました。

　試験結果は表のとおりです。

　わずか4週間の試験にもかかわらず、驚くべき減少値がみられました。被験者の二の腕の外周を、試験開始時と、試験終了後の数値でくらべてみると、右腕が平均で3.2cmの減少、左腕が平均で2.8cmの減少と、全員の腕がひとまわり細くなりました。ちなみに最大値は、両腕ともに10cm以上もの減少が見られました。

　こうなると、もう、モモンガではありませんね。

▼「後ろ手バイバイ」の試験結果[4週間]
（18～39歳：女性5名）

二の腕外径の変化		
	平均	最大
右腕	－3.2cm	－10.8cm
左腕	－2.8cm	－10.5cm

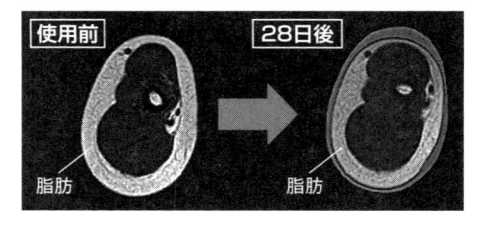

　写真は、被験者の一人のMRI画像です。白っぽく見える部分が減少した皮下脂肪です。たったこれだけのエクササイズでも、継続して行なえば効果があることが、この写真からもわかりますね。

サプリメントを有効に使う

　現代の日本で暮らすわたしたちは、『カロリーオーバーの栄養失調』などといわれているのをご存じでしょうか。

実験を行なったさまざまなダイエット法 **講義14**

一人壁押し相撲

①壁に向かって両手をつき
　腕が伸びきった位置に
　脚を前後に開いて立つ
②二の腕の筋肉を意識しながら
　相撲の押し出しのつもりで
　10〜20秒間ゆっくり壁を押す

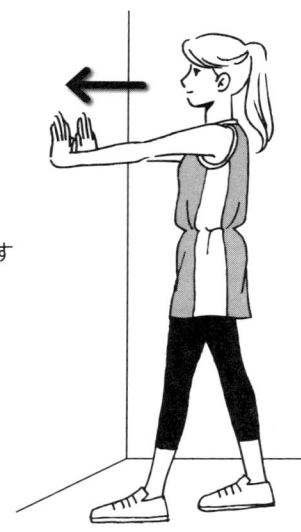

後ろ手バイバイ

①背筋を伸ばして脇を締めたまま
　両腕を後ろ方向に
　ゆっくりと引き上げる

②手のひらを開いて指を上方向に向け
　背後の人に「バイバイ」するつもりで
　手首を左右に回す

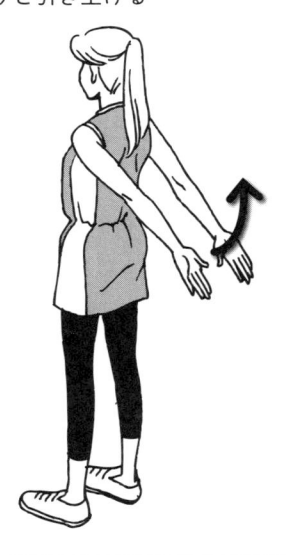

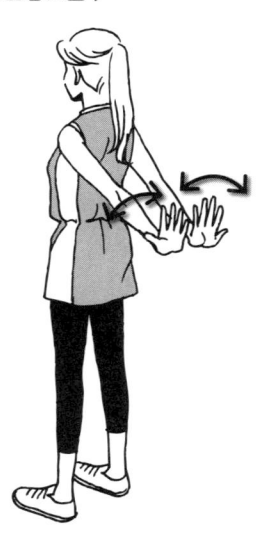

毎日、脂肪分や糖分たっぷりの"高カロリー"食品を食べているのに、実は体に必要な成分が充分にとれていない、つまり"栄養失調"になっているというのです。

　具体的には、ビタミンやミネラルが不足しがちになっているという指摘があります。ファーストフードや、インスタント食品などばかりを食べているため、充分なカロリーはとれているのに、実は、ビタミンやミネラルといった栄養素は足りていないということなのです。

　そこで、最近では"サプリメント"を摂取する人も増えてきています。サプリメント（supplement）とは、『栄養補助食品』のことをいいます。かくいう私も、ビタミンB群や、マルチミネラルなどのサプリメントを、体の状況をみながらときどき飲んでいます。

　サプリメントは、体に不足しがちな栄養素を補うための、あくまでも"食品"です。あえて"食品"と強調するのは、これが「薬品ではない！」ということを明確に知ってほしいからです。サプリメントは、食べ物であって、クスリではありません。

　そんなサプリメントのなかに、『ダイエットサプリメント』と呼ばれるものがあります。インターネット検索をすると、それこそ驚くほどの数がヒットします。

　本学でも、これまでに『ダイエットサプリメント』の開発に、長年携わってきました。そのスタートは、ベビー用品で有名なコンビ（COMBI）株式会社という企業との関係から始まりました。この会社、赤ちゃん用品だけではなく、ウェルネス部門では「エアロバイク」の商標で知られており、スポーツ科学界でも有名な会社です。

　では、本学との共同開発サプリメントのなかから、一般の方でも入手可能なサプリのご紹介と、その正しい使用方法を説明しておきたいと思います。

　現在、販売されているのは『ガルシニアン・カフェ（Garcinian Cafe）』というネーミングで、おもにインターネットで販売され

ています。販売元は、株式会社ラクチーノ本舗といいます。

『ガルシニアン・カフェ』に含まれる主成分が"ガルシニア"で、正式にはガルシニアカンボジア (Garcinia cambogia) といいます。これは植物の実なのですが、大きさはオレンジくらいで、やや赤みがかった黄色をしています。果実は皮が薄くて縦に深い溝があり、マンゴスチンの仲間のようです。果実や果皮には、柑橘類に似た強い酸味があるため、乾燥させてカレーの酸味付けなどのスパイスとして使われています。

このガルシニアに含まれているのは、"ヒドロキシクエン酸 (HCA)"という成分で、これは、肥満抑制の食品素材として、多くのダイエット食品やサプリメントに使われています。

商品化されている『ガルシニアン・カフェ』には、このガルシニアのほかに、"カフェイン"、"L-カルニチン"、"コエンザイムQ10"、"マンゴージンジャー"、さらに日頃の食事で不足しがちな"ビタミンB群"や"鉄分"まで含んでいます。

そのメカニズムは、"カフェイン"が脂肪を分解し、遊離脂肪酸になったものを"L-カルニチン"が筋肉中のミトコンドリアまで運び込み、脂肪が燃焼するのを"コエンザイムQ10"が促進するというものです。また"ガルシニア"は、時間が経って遊離脂肪酸が脂肪に変わり、体に吸収されるのを防いでくれます。さらに、"マンゴージンジャー"が体脂肪の分解を促進し、脂肪燃焼の効率を高めています。

四国学院大学では、このサプリメントを10人の被験者に摂取してもらい、1ヵ月半の臨床試験を行ないましたが、平均で体重がマイナス5.52kg、体脂肪率がマイナス3.43％となり、もっとも体重が減った人はマイナス10.5kg、もっともウエストが減った人は19.5cmも胴回りが細くなりました。

さらに、18～48歳の36名の方々に、5週間摂取してもらう別の実験をやったところ、33名の方がダイエットに成功、成功率はなんと91.7％にのぼりました。

このような実験結果から、本学の研究室では、『史上最強のダイエットサプリ』と呼んでいます！　ちょっと言いすぎですかね。(笑)

ちなみに、このサプリメントに含まれる「ガルシニア＋カフェイン」は、

『脂肪代謝促進剤及びそれを含有する飲食品』として、特許に登録されています（登録番号：特許第4122121号、取得2008年05月09日、コンビ株式会社）。ですから、"本物"のダイエットサプリだと、私たちは自信をもっています。

ただし！　これを飲んで、ジッと念じているだけでは効きませんよ。脂肪の代謝を上げてくれるのは事実ですが、それは筋肉のなかに運ばれるのです。つまり、筋肉を動かしてあげなければ意味がありません。

特別、キツイ運動をする必要はありませんが、日常のなかで、ちょっとだけ歩いてみるとか、部屋や庭のお掃除をしてみるとか、せっかく飲んだのですから、体を動かしてみましょう。

本学の実験では、2～3倍には脂肪の燃焼効率がアップするというデータがでています。日常の生活動作が、ダイエットにつながる可能性があるのです。私はこれを「普段生活ダイエット」と呼んでいます。

最後にもう一度言いますが……、せっかく飲んでも、ジッとしてるだけではヤセませんよ！

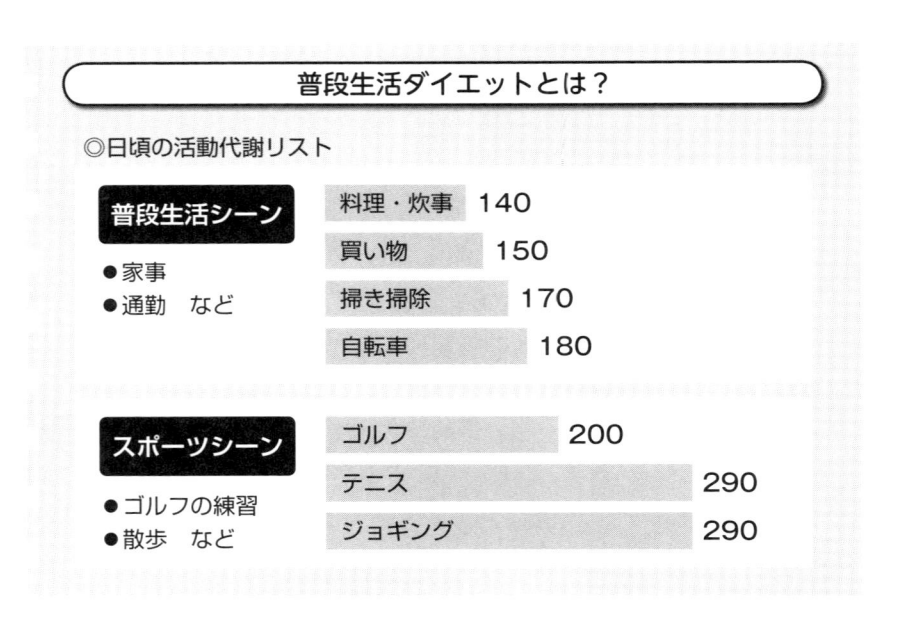

普段生活ダイエットとは？

◎日頃の活動代謝リスト

普段生活シーン
- 家事
- 通勤　など

料理・炊事	140
買い物	150
掃き掃除	170
自転車	180

スポーツシーン
- ゴルフの練習
- 散歩　など

ゴルフ	200
テニス	290
ジョギング	290

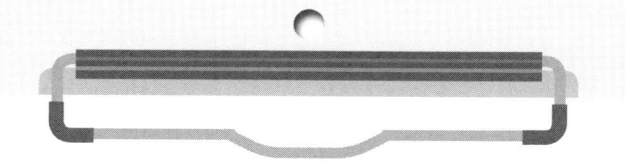

講義14のまとめ

①冷却シートで「冷たい」刺激を長時間与えると、脂肪を燃焼させるスイッチが入る

②1ヵ月に必要な冷却シートは約500枚。経済的負担が大きい

③あたたかいお湯と冷たい水のシャワーを交互に浴びる「温冷浴」でおなじ効果

④お尻・腰⇒ウエスト・お腹⇒バストの下⇒太もも⇒二の腕。この順番で脂肪がつく

⑤二の腕のたるみはEMCL（筋細胞外脂肪）。運動不足とタンパク質の摂取不足から生じる

⑥「後ろ手バイバイ」と「一人壁押し相撲」で二の腕ダイエット

⑦脂肪の分解を促進する最強のダイエットサプリメント「ガルシニアン・カフェ」

講義 15 最終講義　ダイエットに関するQ&A

　ダイエット講義も、半期の授業が終わり、いよいよ最終回を迎えました。
　この講義15では、これまで四国学院大学の授業、あるいは、学外の講演会などで受講生の方々から受けた実際の質問と、それに対しての私からの回答を述べてみたいと思います。
　これらは、素朴な疑問でありながらも、ダイエット理論の真髄を突いていたり、みんなが知っているようで、実は意外に知らないことであったり、あるいは、回答をする私自身も考えさせられるような鋭い質問だったりしました。
　みなさんにも、あてはまるケースがあると思いますので、ぜひ参考にしてください。
　それから、本講義終了後、138ページの『体重・体脂肪率変動グラフ』に、8週め～15週めまでの体重・体脂肪率の推移を記入することを忘れないでくださいね。

> **Q**　私は、ダイエットで体がスリムになるのはうれしいんですが、胸（バスト）のサイズだけは落としたくないんです！　お腹と太ももだけを細くして、バストだけは変えない方法をぜひ教えてください！本当に切実な悩みなんですから……。　　　　（文学部3年・女性）

A　切実な悩みなんですか、そうですか困りましたね。実は、この質問は、毎年のように受けるんですよ……。
　残念ながら部分ヤセは、講義12でお話をしたように基本的にはムリなんです。まあ、"二の腕"のように、やり方によっては、ピンポイントでヤセられる場合もあります。ですから、あきらめないでくださいね。
　実は、バストのサイズを変えたくないのだったら、まったく方法がないわけでもないんです。二の腕とおなじように、その部分の"筋肉"を強化し、増やすことはできます。

ズバリ！　胸の筋肉である胸筋を鍛えればいいんです‼　ただし、乳房は脂肪ですから、胸筋がそのままバストとなるわけではありませんので、そこのところは勘違いしないでくださいね。

そのトレーニング方法ですが、「バタフライ」といわれるエクササイズで、蝶が羽を開いたり閉じたりするように、背筋を伸ばして両腕を外側に開閉する運動が効果的ですね。これは、トレーニングマシンを使わなくても、ダンベルなどの軽いウエイトを持ってやればおなじですから、家でも自分ひとりでできます。また、水泳の平泳ぎなども効果的だと思いますよ。

とにかく、胸の筋肉に負荷がかかるような運動を実践してみてください。それから、そういったエクササイズに加えて、筋肉をつけるためのタンパク質摂取も忘れないでくださいね。

ただし！　ボディビルダーみたいに、胸筋ムキムキにしちゃうと、逆に"貧乳"になっちゃうなんていう説もありますから、くれぐれもほどほどに……。

Q 『赤ワインダイエット』がいいって友人から聞いたんですが、赤ワインにもたくさん種類があって、どれを買っていいのか迷ってしまいます。どんな種類の赤ワインがダイエットに適しているのか教えていただけないでしょうか？　　　　　　　　　（会社員・女性）

A　そうですか。赤ワインですか、いいですねぇ～。

私もワインが大好きで、家にも小さいですけどワインセラーがあったりします。赤だったらフルボディの重い赤、シラーズとかシラーと呼ばれる葡萄の種類が好きですね。ロックフォードっていう小さなワイナリーが、オーストラリアのバロッサバレーというところにあるんですが、ここのバスケットプレス・シラーズなんて、もう垂涎もんの赤ワインです。アデレード大学に、客員教授で行っていたときに、そのワイナリーに通いまして、その味と香りに魅せられてしまいました……。

えーっと、ところで質問は何でしたっけ？　あ、そうそう『赤ワインダイ

エット』でしたね。それでは結論をバシッ！　と申しあげましょう。

　そんなものは効くわけがありません！　もし赤ワインだけでダイエットができるんだったら、オーストラリア人やフランス人に肥満の人はいなくなってしまいますよ。

　それに、もしダイエットのために、ほかの食物を一切とらずに赤ワインだけを飲みつづけたとしたら、急性アルコール中毒になって"入院"てなことになるのがオチでしょう。

　ただし、赤ワインには渋みと色の成分であるポリフェノールが多く含まれていますから、抗酸化作用が注目されているのは事実です。
「活性酸素」って聞いたことありますか？　活性酸素は、悪玉コレステロールを酸化させて動脈硬化を引き起こし、血管や心臓に対する疾病のリスクを高くするといわれ、さらに肌のシミやシワを増やすなど、さまざまな悪さをすることが知られています。

　赤ワインに多く含まれるポリフェノールは、この「活性酸素」の働きを抑制・除去してくれるようですから、適度にワインを飲めば、その効果が期待できますね。

　まあいずれにしても、赤ワインでダイエットしようなんてことは考えずに、健康にもいいようですから、なによりも"楽しんで"飲んだらよろしいんじゃないでしょうか？　ただし、カロリーはそこそこありますから、飲みすぎないように注意しましょうね。おっと、人ごとではない、私もです……。

Q　先輩が、「タバコを喫えばヤセるから吸ってみろよ」とすすめてくるのですが、本当にタバコはダイエットに効果的なんですか？

(社会学部3年・男性)

A　喫煙によるダイエットですか……。
　この質問も、学生からよくあるのですが、私は喫煙には大反対です!!　本学キャンパスも、原則禁煙ですよね。

　タバコには、食欲を減退させる作用がたしかにあるようです。しかし、そ

れをダイエットに用いるのは「邪道のなかの邪道」というものです。

　君は、自分の体のことを考えてダイエットに取り組もうとしているわけですよね。だとするならば、明らかに体に悪いことがわかっているタバコを利用するというのは、本末転倒だと思いませんか？

　タバコには、約4000種類にものぼる化学物質が含まれており、そのうち有害な化学物質は200種類を超えており、60種類は発ガン性物質だといわれているんです。また、心臓や肺の機能が低下し、運動機能が充分に発揮できなくなってしまうといわれています。君は、スポーツはしてないのですか？

　最近では、COPD（Chronic Obstructive Pulmonary Disease＝慢性肺塞栓疾患）といって、タバコなどの有害な空気を吸い込むことによって、気道（気管支）や、肺（肺胞）などに障害が生じる病気が問題になっています。COPDになると、空気の出し入れがうまくいかなくなるので、通常の呼吸ができなくなって息切れが起こり、風邪でもないのにせきやたんが続いたりする症状があらわれてきます。

　以上のようなことから、タバコは吸うべきではありませんね。禁煙をした人からは、「タバコをやめたら太った！」などという話をよく聞きますが、これはそれまで抑えられていた胃などの消化器系のはたらきが正常に戻って、食欲が増してくるからで、そういう意味では「前よりも健康になった！」ということなのです。

　ちなみに、厚生労働省のホームページにおいても、「喫煙男性は、非喫煙者に比べて肺がんによる死亡率が約4.5倍高くなっているほか、それ以外の多くのガンについても、喫煙による危険性が増大することが報告されています」という記述を見ることができます。

　これでも君は、タバコを喫いますか？

Q　"トマト"がダイエットに効果的っていう話を聞いたらしく、うちの母親が毎日トマトジュースを大量に飲んでいるんですが、本当にトマトでヤセられるんですか？　　　　　　（社会福祉学部1年　女性）

A これは、京都大学教授の河田照雄先生のグループが、「トマトに含まれる物質が血液中の中性脂肪の値を下げることをマウスの実験で確認した」っていうアレですね。

　私もすぐに、京大の河田教授の研究成果が掲載された、米国オンライン科学誌『PLoS ONE』から文献を入手しまして、読ませていただきました。この実験の内容とは、「マウスに 13-oxo-ODA を含む高脂肪食を 4 週間与えて飼育した結果、高脂肪食による血中および肝臓中の中性脂肪量の上昇を抑制し、また肝臓における脂肪酸酸化関連遺伝子群の発現増加と同時に、エネルギー代謝亢進の指標である直腸温の上昇が認められ、脂肪酸酸化、すなわち脂肪燃焼が亢進していることが示唆された。」というものでした。つまり、マウスにトマトに含まれる成分を与えつづけたら、ダイエット効果が見られたということです。

　この数日後には、地元、四国新聞にも『京都大などのグループが、トマトに脂肪を燃焼する成分があることをマウス実験で解明し、発表したのが 10 日付の米科学誌。新聞などでも報道され、直後からトマトジュースブームが始まった。香川県内のスーパーでは売り上げがそれまでの 3 ～ 5 倍に伸び、品薄状態が続いている』（2012 年 02 月 20 日付 四国新聞より抜粋）という記事が掲載されました。スーパーに行ってみると、たしかにトマトジュースが売り切れていました……。

　さて、たしかにトマトは、世界でもっとも生産されている野菜（果物ではなくて野菜ですよ）で、生食だけでなく、ジュースやソースなど幅広く利用・消費されている食品素材として知られています。日本でも、いうまでもなく馴染みのあるふつうの食材ですよね。

　ちなみに、ヨーロッパでは古くから「トマトが赤くなると医者が青くなる」ということわざがあって、健康野菜として知られています。カロテンやリコピンといった抗酸化成分がはいっていて、健康機能性が高いということはご存じのとおりです。

　でも！　でもですよ、"トマトだけ"はダメなのですよ!!　これまで、繰り返し述べてきたように、『○○だけダイエット』は成功しませんし、河田教授も「トマトだけ食べなさい」なんて一言もおっしゃっていないのです。

ちなみに、このマウス実験の結果から、人の食事に換算すると、トマトジュースの場合は1食当たり200ミリリットル飲む必要があります。おそらくあなたのお母さんも、毎食ごとに飲んで、1日に1リットルとかの量を飲んでしまっているのではないでしょうか。

　ところが、トマトジュースの多くには、塩分が結構入っていますから、高血圧の方にとっては、塩分の過剰摂取になりかねません。毎食ごとに、大量に飲むのは考えものです。まあ、無塩のトマトジュースもありますけどね。

　さて、上述の四国新聞の記事、実は、以下のような私のコメントが文末に載っています。これをこのクエスチョンの回答にしましょう。

　ダイエットに詳しい四国学院大副学長の漆原光徳教授（スポーツ科学）は「人間への検証はまだで、現段階で効果があるとは言い切れない。それにトマトだけを食べるダイエットは体によくないのでやめてほしい」としている。
（四国新聞（2012年02月20日付）記事より抜粋）

Q 僕は毎晩自分の下宿で、腹筋運動とダンベル運動をしているんですが、これらはエアロビクスではないのでダイエットには有効じゃないんですか？　僕は、お腹まわりが最近では細くなってきたように感じているんですけど、気のせいでしょうか？（文学部4年・男性）

A 「ダイエットをやるぞ！　と心に誓って、やりはじめるエクササイズ・ベスト10！」なんていうのをアンケート調査したら、"腹筋運動"と"ダンベル運動"、そして"ジョギング"は、いずれも上位に入ると思います。

　さて、君の毎晩やっているという腹筋運動とダンベル運動、これらはたしかにアネロビクス（無酸素運動）ですから、エアロビクス（有酸素運動）ではありません。しかし、エアロビクスとアネロビクスは、バシッと線引きできるようなものではなくて、一般にエアロビクスといわれているような運動

でも、やりようによってはアネロビクスにもなるし、何割かは無酸素系の運動要素も含まれているんです。

ただし、重すぎるダンベルを持って、歯を食いしばってやるっていうのは、あまり効果がないし、逆にからだを痛めてしまうことにもなりかねませんから注意が必要ですね。君のその立派な体格だったら、そうですね、2～3kgのダンベルが適当な重さではないかと思いますよ。

ところで、君のやっている運動は、筋肉量を増やすのに確実に役立っていると思います。お腹まわりが細くなってきたっていうのも、「気のせい」などではなく、おそらく腹筋が引き締まってきたからでしょう。そして、筋肉が増えたことによって、より脂肪が燃焼するようになって、内臓脂肪も減少したんでしょうね。やりましたね！

私たちの体は、約4割が筋肉で、しかもその筋肉で全身のエネルギーの大部分を消費しているんです。だから筋肉を増やせば、寝ているあいだにも脂肪は燃えるようになるんですよ。寝る前に筋トレをやっておくと、睡眠中にも筋肉が"微動"して脂肪を燃焼させますから、ダイエットには効果的なんです。ぜひ挑戦してみてくださいね。

運動選手が、大食漢でも太らないのは、この筋肉量にも原因があるんです。ですから、ダイエッターにとっても、筋肉量を増やすのは効果的な減量手段のひとつと心得ましょう。

ちなみに、体のなかで大きな筋肉があるのが、太もも、そして腕や肩、あるいは腹筋やお尻なんです。とくに太ももの大腿四頭筋はとても大きな筋肉ですから、これを鍛えるとダイエット効果が高くなります。スクワットなんかをやるといいですよ。三日坊主で終わらず、継続してやってくださいね。

Q 野球部の男の子から、「アミノ酸を飲んだらいいよ！」って言われたんですが、ダイエットにも効果があるんですか？（社会学部2年・女性）

A ちょっと前ですが、「アミノ酸ダイエット」ってはやりましたよね。テレビCMでも、「こんな運動しなくても～」とかいって、アクロバ

ティックな動きをしている映像が流れていましたよね。あんな運動しても脂肪は燃えませんが、アミノ酸を飲むだけで本当にヤセるんでしょうか？

　実は、あのコマーシャルの頃のアミノ酸は、現在、スポーツ選手たちが飲んでいるサプリとはちょっと違って、いわゆる清涼飲料水のカテゴリーに入るようなものだったと思います。「アミノ酸スコア」というアミノ酸の濃度を示す値があるのですが、当時の"アミノ酸飲料"の類は、そのスコア値がほとんどのものは低かったようです。ですから、その効果はあまり期待できなかったのではないでしょうか……。２リットルのペットボトル入りの商品自体、最近あまり見なくなりましたよね。

　ちなみに、アミノ酸を飲むことが、即、ダイエットにつながるのではありません。ここのところは、勘違いしないでくださいね。アミノ酸を摂取することにより、筋肉のつきがよくなり、そこに脂肪が持ち込まれて燃焼する割合が多くなる、そしてダイエットにつながるんです。ですから、速効があるわけではないんです。当然、飲んで、ジッとしていてもヤセませんよ。

　あなたが、うちの野球部員からすすめられたとしたら、それはおそらくＢＣＡＡ（Branched Chain Amino Acid ＝ 分枝鎖アミノ酸）というアミノ酸だと思います。このアミノ酸は、「バリン」「ロイシン」「イソロイシン」の３種類を含んでいて、それぞれ枝わかれするような分子構造をしているため、分枝鎖アミノ酸とよばれています。

　筋肉を構成している必須アミノ酸の約30〜40％がBCAAで、筋肉のタンパク質分解を抑制し、活動時におもに筋肉でエネルギー源となって燃えます。また、筋タンパク質の合成を促進し、筋肉のコンディションをサポートすることもわかっています。

　ですから、本学の「スポーツ栄養学」の講義でも、ＢＣＡＡを含むアミノ酸のことを幅広く学びますし、実際、明治神宮球場などで行なわれる全国大会のときには、私自身が選手のためにベンチにこのアミノ酸サプリを持ち込んでいます。

　ということで、アミノ酸は、このようなアスリートへの補給をすすめてはいますが、ダイエットを目指すあなたにはどうでしょうか？　厳しい筋トレや、激しいトレーニングをしているわけではありませんからねぇ……。

アミノ酸でなくても、タンパク質を含んだ食品、たとえば牛乳やヨーグルトやチーズのような乳製品、また納豆や豆腐、味噌といった豆類を多く摂ったらいいんじゃないでしょうか。

　アミノ酸は、タンパク質が分解されたモノですから、高いお金を出してアスリートの真似をして飲む必要もないように思いますよ。ダイエッターには、普通の食品にはいっているタンパク質で充分です。

Q　皮下脂肪型と内臓脂肪型の肥満を比べたら、内臓脂肪型肥満のほうがヤバくて、ダイエットをしなければいけないって授業で教えてもらいましたけど、ボクはぽっちゃりタイプなんで、皮下脂肪型の肥満だと思うんですよ。だったら別にダイエットしなくてもいいような気がするんですが？

（社会学部1年・男性）

A　そうですか。君は皮下脂肪型の肥満なんですか。ところで、それは誰にいわれましたか？

　まさか自分の判断ではありませんよね。見た目だけでは、確定的な判断はできないんですよ。CTやMRIなどを使って、体の中身を見なければ、本当のところはわからないんです。ですから、勝手に「自分は皮下脂肪型の肥満だ！」なんて決めつけてはいけませんね。

　それから、もし君が皮下脂肪型の肥満だとしても、体重は標準体重値よりもずいぶん多いですよね。ウォーキングをしたときなど、ひざや足首なんかが痛くなったり、腫れたりすることがないですか？　それだけの体重を支えているわけですから、下肢にはかなりの負担がかかっているということを認識しないといけません。

　皮下脂肪であれ内臓脂肪であれ、ＢＭＩの値と体脂肪率が肥満の域に入っているのだったらダイエットをする必要があります。一度、本学のスポーツ科学測定研究室へ来てください。体組成計で、体の中身がどうなっているか、脂肪量を計ってみましょうよ。

　あせる必要はありませんけれども、思い込みで自己判断するのではなくて、

最終講義　ダイエットに関するQ&A　**講義15**

自分の体をよく知ったうえで、体重・体脂肪の管理を確実かつ地道にやっていきましょうね。

> **Q** 仕事柄、私は外食が多く、ついつい食べすぎてしまいがちです。また、栄養が偏っているのではないかといつも心配しています。ダイエットのためには、どのようにしたらよいのでしょうか？　アドバイスしてください。
> 　　　　　　　　　　　　　　　　　　　　　　　（会社員営業担当・男性）

A　営業マンは、やはり外食が多くなるのでしょうね。
　一般的に、外食というのは"甘い、辛い"などの味つけをハッキリとつけることが多く、その結果、カロリーや塩分量が高くなってしまい、野菜やタンパク質も不足しがちだといわれています。まあ、普通は自分の好きなモノ以外は、外食ではあまり食べませんよね。
　また、人によっては、食べ物を残すことに異常な罪悪感を持っており、満腹なのにムリをして食べてしまうという傾向があるようです。ですから、できるだけ自分の家で、しかも低カロリーで食事をするように心がけたいものです。
　外食の場合の重要なポイントは、満腹になったら、それ以上食べずに"残す"ことです。残すのも"勇気"だということを認識しましょう。
　もし、お店の人や、いっしょに食事をする人に失礼だと思ったら、あらかじめ注文のときにご飯やおかずの量を少なくしてくれるように頼むとか、あるいは箸をつける前に、同席者に分けてあげればいいのです。これだったら、残すよりも気分的には楽ですよね。
　ちなみに、『定食』のあるお店はおすすめです。定食は、サラダや味噌汁などがつき、バランスよく多くの食品をとることができますし、丼物などにくらべ、ご飯の量も調整しやすいと思いますよ。

> **Q** 私は、BMIが19.0で、家族や友だちからは「ヤセすぎ！」って言われることが多いんです。でも、自分では"まだ太っている"気がして、ときどきですが、朝から水だけで、何も食べずにご飯を抜いちゃう日もあるんです。だって、ヤセてたほうがカッコイイし、じつは私の将来の夢、ファッションモデルなんです！　　　　　　（文学部1年・女性）

A　ファッション誌の『ヴォーグ（VOGUE）』ってありますよね。あの雑誌が、2012年5月に、『不健康に見えるほど、ヤセた体形や若すぎるモデルを今後は誌面で起用しない』っていう方針を発表したのを知ってますか？　さらに、以下のように表明しています。

　ヴォーグ誌は、「女性が健康的に美しくあることを支援すること」を全世界のヴォーグで同時に表明し、不健康なほどにヤセたモデルを見た読者が無理なダイエットをしたり、また、あまりにも若いモデルが起用されることによって、精神的にも身体的にも未成熟な少女の姿を「理想のボディ」と読者が誤解することがないように、ヴォーグは今後、16歳未満のモデルや、摂食障害を抱えたモデルを起用しないことを決めました（VOGUEのHPより抜粋）。

　この事実を、あなたはしっかりと直視すべきです！　ちなみに、この発表以降、BMIが18以下あるいは18.5以下のモデルは起用しないと表明する国や地域もでてきています。あなたのBMIは、この規準値ギリギリではありませんか。ヤセすぎのモデルは、これから世界的にどんどん少なくなっていくと思いますよ。

　それからもう一つ、見かけだけではない問題もあります。

　あなたは、カレン・カーペンターという女性歌手を知っていますか？「カーペンターズ」というグループ名で、1970年代に一世を風靡したアメリカの兄妹デュオです。たぶん、あなたのお父さんやお母さんはご存じでしょう。

　このカレンさん、実は拒食症で亡くなりました。ですから、もう彼女の歌声を生で聴くことはできないのです。太ってもいないのに、「ヤセたい！」という願望が強すぎると、彼女のように摂食障害に陥り、拒食症となって

「食事を食べようと思っても食べられない状態」になり、命を落としてしまうこともあるんです。こういう事実を知っておいてくださいね。

本文でも述べているとおり、もっとも病気にかかりにくい理想の数字は、BMI＝22です。そして、大多数の人たちは「ヤセていることが美しい」などとは思っていないということを知ってください。

ちょうどいい機会ですから、"健康的な美"について、じっくりと考えてみませんか？

> **Q** 僕は、子どもの頃からコーラが大好きで、毎日飲まないと落ち着かないんです。でも、学部生のときに、この「大学ダイエット講義」を履修して、これじゃあダメだろうと思って……。それからは"カロリーゼロ"のコーラを飲むようにしたんですけど、これだったらOKですよね？
> （大学院生・男性）

A ああ、以前受講していたJ君、いまはうちの社会福祉学部の大学院生なんですってね。久しぶりです。

さて、君は、コーラが好きなんですか？　それとも、清涼飲料水が全般的に好きなんでしょうか？

もし、コーラの味や香りが好きで、ノンシュガーのカロリーゼロのコーラでも満足できるのならば、いまはそれを飲むのも、まあOKでしょう。でも、もし、君が"甘味嗜好性"つまり"甘いものオタク"だとしたら、事態はちょっと深刻です。

たとえば、"甘み"だけを満たし、カロリーの低い『人工甘味料』などが入っていた場合、甘いという味覚的な欲求は満たせるかもしれませんが、君の体内で血糖値の上昇はありません。

これで君の"脳"が我慢できればいいんですが、血糖値上昇の欲求が出た場合には、やっぱりノーマルなコーラや、それ以外の糖分たっぷりのドリンクを飲みたくなるのではないでしょうか？

このようなことから、私が君にアドバイスしたいのは、「清涼飲料水を飲

まなくても OK！」という状況へと自分自身をシフトしていったほうがいいということです。ミネラルウォーターや、糖分を含まないストレートティーなどを飲む習慣へ変えられませんか？

　君は、いま、大学院で研究をしているんですよね。そして近い将来、学位を取得したあかつきには、専門職としてあるいは研究職として社会に出て行くのだと思います。

　一つ提案があります。どうでしょう、そろそろいままでの自分から"脱却"して、新たなドアを開け、一歩を踏み出してみませんか？　君は、いままさに、研究者としての階段をのぼる入り口に立っているのですから……。

> **Q**　私は、この授業をとって、子どもの頃からの肥満を解消し、標準体重値と、標準体脂肪率になることができました。でも、この先リバウンドを起こさずに現状を維持できるでしょうか？　ホントに不安なんです。
> 　　　　　　　　　　　　　　　　　　　　　　　（文学部3年・女性）

A　ダイエットは、目標の体重・体脂肪値を達成したところで終わるものではありません。それを"継続"していくことこそ、『ダイエットに成功した！』ということなのです。

　目標値に達し、「やった～」とばかり暴飲暴食に走り、リバウンドして前より太ってしまったなんていう人、世間では少なくないんです。本講義の受講生の場合は、そんなことはないと信じていますが……。

　本講義を受講したあなたは、ダイエットのメカニズムを理解しながら、15週間もかけて、実際にそれをしっかりと実行＆実践してきたのですから、もっと自信をもっていいと思いますよ。

　ただし、あなたからのご質問「この先リバウンドを起こさずに現状を維持できるでしょうか？」についてですが……、

　その答えを導き出すのは、私ではありません。

　ほかの誰でもないんです。それは、あなたのことを誰よりも知っている、そして一生あなたと付き合っていかざるをえない"あなた自身"なんです。

【主要引用・参考文献】

- P.S.パワーズ著　大原健士郎監訳　『肥満の科学と臨床』　星和書店　1986.
- 江橋慎四郎（編）『ウォーキング研究』　不昧堂出版　1995.
- 江橋慎四郎（編）『ウォーキング研究Ⅱ』　不昧堂出版　1997.
- 太田昌男　『リバウンドしない男のダイエット』　山水社　1997.
- 衣川湍水　『肥満・減量の医学』　フレグランスジャーナル社　1995.
- 古藤高良　『エアーウォークでやせる！』　講談社　1996.
- 坂本静男　『スポーツでなぜ死ぬの』　メトロポリタン出版　1995.
- 日本比較内分泌学会（編）『ホルモンの分子生物学7，ホメオスタシス』　学会出版センター　1997.
- 日本肥満学会（編）『肥満・肥満症の指導マニュアル』　医歯薬出版株式会社　1997.
- 林盈六　『相撲診療所医師が診た力士たちの心・技・体』　法研　1994.
- 湯浅景元　『体脂肪』　山海堂　1998.
- 長谷川智子　『子どもの肥満と発達臨床心理学』　川島書店　2000.
- 漆原光徳　『ミドルエイジからのダイエット』　かもがわ出版　2001.
- 日本肥満学会（編）『肥満・肥満症の指導マニュアル（第2版）』　医歯薬出版株式会社　2001.
- 漆原光徳　『燃焼系冷却シートダイエット』　双葉社スーパームック　2003.
- 漆原光徳　『完全版「冷却シート」でダイエット』　小学館文庫　2003.
- 日本肥満学会（編）『小児の肥満症マニュアル』　医歯薬出版株式会社　2004.
- 漆原光徳　『すっきりヤセる二の腕ダイエット』　秀和システム　2006.
- 日本肥満学会（編）『肥満症治療ガイドライン　ダイジェスト版』　協和企画　2007.
- 『骨粗鬆症の予防と治療ガイドライン2011年版』骨粗鬆症の予防と治療ガイドライン作成委員会（日本骨粗鬆症学会，日本骨代謝学会，骨粗鬆症財団）　2011.12.
- Young-il Kim, Shizuka Hirai, Tsuyoshi Goto, Chie Ohyane, Haruya Takahashi, Taneaki Tsugane, Chiaki Konishi, Takashi Fujii, Shuji Inai, Yoko Iijima, Koh Aoki, Daisuke Shibata, Nobuyuki Takahashi, Teruo Kawada Potent PPAR α Activator Derived from Tomato Juice, 13-oxo-9,11-octadecadienoic Acid, Decreases Plasma and Hepatic Triglyceride in Obese Diabetic Mice PLoS ONE 7(2): e31317. doi:10.1371/journal.pone.0031317

無理をしない がんばらない それでも確実に痩せる
大学ダイエット講義

著　　者　　漆原光徳
カバーデザイン　　小島トシノブ
イ ラ ス ト　　石川あぐり
本文デザイン　　河石真由美（CHIP）

発　　行　　株式会社　二見書房
　　　　　　〒 101-8405
　　　　　　東京都千代田区三崎町 2-18-11 堀内三崎町ビル
　　　　　　電話　03（3515）2311［営業］
　　　　　　　　　03（3515）2313［編集］
　　　　　　振替　00170-4-2639

印　　刷　　株式会社　堀内印刷所
製　　本　　株式会社　関川製本所

落丁・乱丁本は送料小社負担にてお取替えします。
定価はカバーに表示してあります。

©Urusibara Mitsunori 2013, Printed in Japan
ISBN978-4-576-13047-7
http://www.futami.co.jp